LO ESENCIAL DE ATKINS

Otros libros por Robert C. Atkins, M.D.

Atkins Diabetes Revolution/La Revolución Diabética del Dr. Atkins

Atkins for Life

Dr. Atkins' New Carbohydrate Gram Counter

Dr. Atkins' Age-Defying Diet

Dr. Atkins' Vita-Nutrient Solution: Nature's Answer to Drugs

Dr. Atkins' Quick & Easy New Diet Cookbook

Dr. Atkins' New Diet Revolution

Dr. Atkins' Health Revolution

Dr. Atkins' Nutrition Breakthrough

Dr. Atkins' Nutrition SuperEnergy Diet Cookbook

Dr. Atkins' SuperEnergy Diet

Dr. Atkins' Diet Cookbook

Dr. Atkins' Diet Revolution

LO ESENCIAL DE ATKINS

UN PROGRAMA DE DOS SEMANAS PARA COMENZAR UN ESTILO DE VIDA BAJO EN CARBOHIDRATOS

SERVICIOS INFORMATIVOS DE ATKINS PARA ASUNTOS MÉDICOS Y DE SALUD

rayo

Una rama de HarperCollins*Publishers*

Los libros de HarperCollins pueden ser adquiridos para uso educacional, comercial o promocional. Para recibir más información, diríjase a: Special Markets Department, HarperCollins Publishers Inc., 10 East 53rd Street, New York, NY 10022.

Este libro fue publicado originalmente en inglés en el 2004 en Estados Unidos por Avon, un empreso de HarperCollins Publishers Inc.

PRIMERA EDICIÓN RAYO, 2005

Impreso en papel sin ácido.

Library of Congress ha catalogado la edición en inglés.

ISBN 0-06-074232-1

05 06 07 08 09 DIX/RRD 10 9 8 7 6 5 4 3 2 1

Aclaración

La información contenida en este libro no pretende ser una sugerencia médica ni un reemplazo de consultas y debe ser utilizada con la guía y la supervisión de su médico, a quien deberá consultar antes de comenzar este programa, del mismo modo que lo haría con cualquier otro método para perder o mantener peso. Su doctor deberá conocer su estado de salud y qué medicinas y suplementos está tomando. Las personas que estén ingiriendo medicinas para la diuresis o para la diabetes sólo podrán comenzar este programa bajo estricta supervisión médica. Al igual que otras dietas, las fases de pérdida de peso de este programa nutricional no deberían ser puestas en práctica por personas que esten en tratamiento de diálisis, ni por mujeres encinta o en etapa de lactancia.

Agradecimientos

Este nuevo libro, el primero en ser publicado desde la muerte del Dr. Atkins, fue escrito por el equipo de Servicios Informativos de Atkins para Asuntos Médicos y de Salud, y continúa proporcioándole a sus lectores práctica informacion nutricional para ayudarles a vivir vidas más sanas. Aunque él nunca llegó a ver el libro publicado, sabemos que el Dr. Atkins hubiera estado orgulloso de su objetivo, que es volver el Programa Atkins accesible a todo el mundo.

Michael Bernstein, el vicepresidente de los Servicios Informativos de Atkins para Asuntos Médicos y de Salud, dirige al grupo para ofrecerle información y materiales educativos directamente a la gente, con la esperanza de que al comprender las nociones de Atkins, más gente podrá mantener su peso y mejorar su salud. Olivia Bell Buehl fue quien supervisó la creación de este libro, y como siempre, lo hizo rodeada de un extraordinario grupo de profesionales. Stephanie Nathanson, editora de comida, trabajó incansablemente para hacer que las secciones acerca de la comida fueran lo más claras posibles para los lectores de Atkins. También organizó los menús con la ayuda de Wendy Kalen y Cynthia DePersio, quienes crearon las recetas.

La nutricionista Colette Heimowitz, M.S., vicepresidente y directora de educación e investigación para los Servicios Informativos de Atkins para Asuntos Médicos y de Salud escribió la introducción y nos proporcionó la supervisión general necesaria. Jacqueline Eberstein, R.N., directora de información nutricional trabajó con el Dr. Atkins durante más de 30 años, y juntos, ayudaron a miles de pacientes a perder peso y mejorar su salud. Jaqueline revisó el manuscrito para asegurarse de su precisión, e hizo muchas sugerencias claves. La nutricionista Eva Katz, M.P.H, R.D., recopiló todos los estudios e investigaciones relevantes para el programa Atkins.

Tres escritores, que contribuyen con regularidad al website www.atkins.com y a las diversas publicaciones del grupo Atkins fueron esenciales en transformar el concepto de *Lo Esencial de Atkins* en el libro que usted tiene entre sus manos. Lynn Prowitt-Smith, experta en salud eswcribió gran parte de este manuscrito, con las valiosas contribuciones de Sheila Buff y Martha Schuenemann.

El equipo de Morrow/Avon hizo hasta lo imposible para lograr sacar este libro a tiempo. Sara Durand, la editora, sugirió la idea básica para la creación de este libro, y luego, con su talento editorial lo hizo lo más útil y organizado posible. Gracias en particular a Michael Morrison, Libby Jordan, Kristen Green, Anne Marie Spagnuolo, Elizabeth Glover, Juliette Shapland, Jeremy Cesarec y todas las personas que trabajan en Morrow/Avon.

Índice

Introducción

Si está leyendo este libro, es probable que usted o un ser querido necesite perder peso. Así que primero que todo, le felicitamos por querer hacer algo al respecto. Las últimas estadísticas nacionales son realmente deprimentes: según un artículo aparecido en el *New England Journal of Medicine* en el año 2002, más del 64 por ciento de los americanos presentaron problemas de sobrepeso y más del 30 por ciento eran obesos. Ambas estadísticas se han incrementado considerablemente a partir de los años noventa. Según los Centros para el Control de Enfermedades, el exceso de peso es, después del cigarrillo, la mayor enfermedad susceptible de evitarse que amenaza la salud de nuestra nación.

Podemos decir que usted tiene el libro apropiado en sus manos porque millones de personas han adelgazado, tomado el camino hacia la buena salud y cambiado sus vidas con el Método Nutricional Atkins. Después de cuarenta años de experiencia, no dudamos en afirmar que el Método Nutricional Atkins es el programa más exitoso que existe actualmente para perder peso. Si sigue las instrucciones contenidas en este libro al pie de la letra, usted adelgazará y se sentirá mejor que nunca, al igual que la inmensa mayoría de personas que han hecho Atkins.

En términos generales, el Método Atkins está basado en el principio de que su cuerpo quema carbohidratos y grasas para obtener energía. Reduzca significativamente los alimentos ricos en carbohidratos como la pasta, el pan, las papas y los azúcares y su cuerpo quemará grasas—incluyendo las que ha almacenado—para obtener energía. El resultado es que usted perderá peso.

Este libro no es de ninguna manera un sucedáneo de *La Nueva Revolución Dietética del doctor Atkins,* y más bien debe ser considerado como un complemento esencial del clásico Método Nutricional Atkins. Nos dimos cuenta que muchas personas estaban buscando una guía rápida para hacer Atkins que les ayudara a comenzar con el tradicional estilo de vida bajo en carbohidratos, sin tener que ahondar en explicaciones fisiológicas sobre el metabolismo de éstos. Tal vez usted sea una de esas personas. Cuando se siente preparado para hacer algo, no siempre quiere tomarse el tiempo de leer todo el manual antes de comenzar, así que considere este libro como una guía rápida de instrucciones que recibe cuando compra un computador. ¡*Lo Esencial de Atkins* le dirá cómo conectarse, encender y comenzar!

Para continuar con la analogía, recuerde que también es de suma importancia leerlo todo, pues así comprenderá mucho mejor cómo aprovechar al máximo su computador. Una vez que haya experimentado el éxito inicial de hacer Atkins, usted querrá obtener la información detallada que necesita para mantener esa máquina (su cuerpo) y solucionar cualquier obstáculo que encuentre en el camino. Asimismo, deseará contar con el tiempo para leer *La Nueva Revolución Dietética,* a fin de tener un conocimiento amplio sobre su nuevo estilo de vida de carbohidratos controlados y para darle una mirada más profunda a las siguientes fases del Método Nutricional Atkins. Y cuando se esté aproximando al peso que se ha propuesto, *Atkins de por Vida* le ayudará a conservar su figura esbelta y su buena salud.

Este libro está dividido en cinco secciones. Inicialmente, usted comprenderá rápidamente las ventajas de hacer Atkins, y luego pasará a las secciones esenciales que marcarán el comienzo de su nuevo estilo de vida. La Sección III hace énfasis en los temas referentes a la alimentación y a la cocina—que son sumamente importantes—todo ello complementado con un menú de deliciosas recetas y comidas apropiadas para la primera fase de Atkins. La Sección IV le permitirá entender las tres fases que siguen a la Inducción, a la vez que le dará elementos para una alimentación saludable que seguirá por el resto de su vida. La Sección V incluye más de cien preguntas y respuestas frecuentes sobre Atkins. También encontrará un glosario de términos, así como una lista abreviada de investigaciones que demuestran los principios en los cuales está basado el Método Nutricional Atkins.

Qué hará este libro por usted:

- Comenzará a perder peso.
- Le preparará para un nuevo estilo de vida.
- Le conducirá, paso a paso, a través de las dos primeras semanas.
- Le ayudará a resolver cualquier inquietud.
- Le responderá las preguntas más frecuentes sobre el Método Atkins.
- Le ofrecerá un programa completo de comidas y recetas para las dos semanas iniciales.
- Le dará una introducción a las tres fases que siguen a la Inducción (las cuales son más flexibles).
- Le convencerá de una vez por todas que hacer ejercicio es esencial para tener una buena salud y para controlar su peso.
- Le motivará a visitar nuestra página Web www.atkins.com para que obtenga más información sobre el estilo de vida Atkins, y a leer *La Nueva Revolución Dietética del doctor Atkins,* así como *Atkins de por Vida.*

Queremos señalar una vez más que aunque este libro hace referencia básicamente a las dos semanas iniciales del programa Atkins, una dieta baja en carbohidratos no constituye una solución rápida para perder peso. También queremos dejar en claro que la Inducción no es lo mismo que el Método Nutricional Atkins. Si no está dispuesto a controlar el consumo de carbohidratos por el resto de su vida, usted volverá a ganar todo el peso que haya perdido.

Una vez dicho esto, recibirá muchas sorpresas agradables. Hacer Atkins le permitirá darse el lujo de comer los alimentos más satisfactorios, sofisticados y placenteros, a la vez que su presión sanguínea, sus niveles de colesterol y su salud en general mejorarán notablemente. ¡Ah, y no se olvide del espejo! Espere a que le entren sus jeans con facilidad y vea a esa persona más delgada, saludable y atractiva en la que usted se ha convertido.

Colette Heimowitz, M.S.
Directora de Educación e Investigación
Servicios Informativos de Atkins para Asuntos
Médicos y de Salud

SECCIÓN I.

¿Por qué Atkins?

1 ➤ Lo Que Usted Ganará con Atkins

Antes de hacer Atkins yo tenía 60 libras de sobrepeso, hipertensión, el colesterol alto y fuertes dolores de cabeza. Decidí intentar con Atkins. En pocos días, mi nivel de energía aumentó y pude disfrutar de alimentos que no sólo eran deliciosos sino que también me dejaban satisfecho. Después de ocho semanas había perdido 40 libras, mi nivel de colesterol bajó de 520 a 173 y mis triglicéridos pasaron de 740 a 119. Seis semanas más tarde, mis resultados mejoraron aún más. Como me estaba sintiendo tan bien, decidí empezar a correr y hasta gané una maratón. Actualmente peso 60 libras menos, mi desempeño sanguíneo es excelente y mis dolores de cabeza prácticamente han desaparecido. Comencé mi programa hace dos años y me veo mucho mejor que antes. Tanto mi nivel de energía como mi apariencia han mejorado, no sólo porque soy más delgado, sino también porque soy más sano.

Brendan Adams, perdió 60 libras

Usted ya sabe qué es lo que perderá con Atkins: peso. Pero ¿tiene alguna idea de lo que ganará? Le espera un viaje delicioso. Al mismo tiempo que adelgazará, usted obtendrá muchos beneficios adicionales luego de comenzar un estilo de vida bajo en carbohidratos. Conseguirá rápidamente muchos de estos beneficios durante las dos primeras semanas de la primera fase, llamada Inducción. Otros llegarán más tarde y lograrán cambiar su vida. Así que vamos a ver los beneficios de los que usted comenzará a disfrutar durante las dos primeras semanas del Método Nutricional Atkins.

➤ Inversión con Beneficios Inmediatos

1. **Pierda peso sin contar las calorías.** Aunque usted necesitará contar los gramos de carbohidratos cuando haga Atkins—por lo menos mientras se aproxima al peso que se ha propuesto—esto no será de ninguna manera tan molesto como tener que contar las calorías. Claro que usted puede perder peso si limita las calorías que consume, pero el problema es que la mayoría terminamos por sentirnos hambrientos, débiles y deprimidos todo el tiempo cuando seguimos una dieta baja en calorías. Y luego de haber perdido peso de esta forma, casi siempre lo volvemos a ganar porque son muy pocas las personas que pueden resistirse a sentir hambre y mal humor permanentemente. En cambio, con Atkins usted podrá consumir todas las calorías que necesita para sentirse satisfecho mientras desaparece toda esa grasa

del abdomen, caderas, muslos y de cualquier otra parte de su cuerpo. Y como no se sentirá hambriento, ni débil, ni deprimido—al contrario, se sentirá satisfecho y lleno de energía—será capaz de continuar con el programa y controlar su peso. Es por esta razón que consideramos a Atkins como un estilo de vida y no como una dieta que se abandona una vez que se han perdido algunas libras.

¿QUÉ SON LOS CARBOHIDRATOS?

La mayoría de las personas creen que los carbohidratos sólo son azúcares y harinas como el arroz y las papas. Sin embargo, todas las frutas, verduras y cereales contienen carbohidratos. Alimentos como quesos, fríjoles y otras leguminosas contienen carbohidratos, además de grasa y/o proteínas.

---

2. **Controle sus ansias y domine su apetito.** Como aprenderá en este libro, los carbohidratos se transforman en glucosa o azúcar cuando son absorbidos por la sangre. Por ejemplo, cuando usted se come una donut de mermelada, la cual contiene altas dosis de carbohidratos, el resultado es que la cantidad de azúcar que ingresa al torrente sanguíneo aumenta de manera repentina. Este incremento es seguido de un descenso en picada, mientras la química del cuerpo trata de adaptarse: ¡Quiero más azúcar!

En vez de ello, cuando usted está en Atkins y suprime los alimentos abundantes en carbohidratos y de poco valor nutricional, el azúcar de su sangre permanece relativamente estable durante el día. El resultado es que no volverá a antojarse de comidas ni sentirá punzadas de hambre ficticio como consecuencia de los bajones repentinos de azúcar en la sangre.

3. **Disfrute de alimentos saludables y nutritivos.** Otra razón por la cual no sentirá hambre con Atkins se debe a que usted consumirá alimentos de gran calidad. Esto significa que usted ingerirá una mayor cantidad de nutrientes necesarios para su organismo que cuando come alimentos procesados y ricos en carbohidratos, los cuales son la base de la dieta americana. Si usted deja de darle a su cuerpo esas calorías sin valor que producen una rápida sensación de llenura como galletas, bagels, pasta y bebidas azucaradas, y en vez de eso consume alimentos de alto valor nutritivo, se sentirá satisfecho más pronto y esa satisfacción le durará más. ¿Y cuál es el premio adicional? Al final del día, usted podrá terminar comiendo menos, sin tener que intentarlo.

4. **Comerá alimentos exquisitos.** Probablemente toda su vida haya creído que para ser delgado y saludable, usted necesita evitar alimentos "robustos" como los mariscos, la mantequilla, el queso, la mayonesa y la crema. Tal vez haya escuchado a alguien decir, "Me estoy haciendo daño," porque comió tocino y

huevos. Es probable que usted haya dicho lo mismo. Cuando se está en Atkins, "hacerse el bien" deja de tener relación con privarse de las comidas más deliciosas. Usted podrá comer filet mignon con salsa bernesa, escalopes salteados en mantequilla y omelettes de queso. Mientras que los demás piden un poco de vinagreta o medio limón, usted podrá pedir queso azul o queso crema ranchero. También podrá comer otros quesos cremosos y crema batida, es decir, casi todas las comidas que supuestamente engordan y que anteriormente eran prohibidas.

¿CUÁLES SON LOS CARBOHIDRATOS "MALOS"?

Los alimentos ricos en carbohidratos que debería eliminar de su dieta son los panes y las pastas elaborados con harinas blancas, los alimentos que tengan azúcar en todas sus formas, incluyendo la miel y el sirope de maíz con alto contenido de fructosa, las comidas rápidas y los snacks (comida basura). Estos carbohidratos "malos," altamente procesados y bajos en nutrientes, lo subirán a la montaña rusa del azúcar en la sangre.

5. **Obtendrá resultados rápidos.** Nada lo mantendrá tan entusiasmado en seguir un nuevo programa alimenticio como ver desaparecer esas libras y pulgadas.

La mayoría de las personas que hacen Atkins experimentan una disminución significativa y estimulante de peso durante las dos primeras semanas. El agua es una de las sustancias que se pierde, y eso es lo que sucede cuando alguien comienza cualquier dieta para adelgazar. Si usted tiende a retener líquidos y se siente pesado o hinchado, entonces disfrutará del siguiente beneficio adicional: Atkins es un diurético eficaz. Comenzará a quemar grasa para obtener energía pocos días después de iniciar la Inducción.

¿CUÁLES SON LOS CARBOHIDRATOS "BUENOS"?

Durante la fase de Inducción de Atkins, sus carbohidratos provendrán básicamente de las ensaladas verdes y de muchas otras verduras como espárragos, brócoli, habichuelas (ejotes) y coliflor. Muchos de los productos Atkins, nutritivos y bajos en carbohidratos, también son apropiados para esta fase. Pues contienen carbohidratos ricos en nutrientes, al igual que los alimentos con carbohidratos que usted podrá ir incorporando otra vez a su régimen en las últimas fases del programa: semillas, frutos secos, bayas (frutas como fresa, arándano, frambuesa, mora y otras), cereales enteros, legumbres, otras frutas e incluso pequeñas porciones de alimentos que contengan almidón como el boniato (batata, camote).

6. **Mantenga su apetito bajo control.** Cuando su organismo pasa de quemar carbohidratos a quemar grasa, usted notará cómo desaparecen las punzadas de hambre. Llegará incluso, escuche bien, ¡a olvidarse de comer! (Como aprenderá más tarde, usted debería comerse un snack para que no sienta un apetito voraz pocas horas después, incluso si no tiene apetito en las horas de comidas). Asimismo, sentirá que su nivel de energía se dispara como un cohete. También descubrirá que su carácter mejora y que se liberará de la adicción a la cafeína y/o al azúcar. Incluso notará que su nueva estabilidad de azúcar en la sangre le permite dormir profundamente.

¡Todo esto durante las dos primeras semanas! Y todo será cada vez mejor. Éstos son algunos de los beneficios inmediatos de los que disfrutará durante las dos primeras semanas de hacer Atkins. Igualmente, usted podrá dar un gran ejemplo a sus hijos, a la vez que su salud y su alimentación mejoran.

Seguirá recibiendo buenas noticias mientras continúe con su nuevo programa de alimentación. Tal vez sepa que la sola pérdida de peso tiene un beneficio directo sobre su salud y reduce el riesgo de padecer enfermedades y alteraciones como altos niveles de azúcar, presión alta (hipertensión), diabetes, enfermedades coronarias e incluso ciertos tipos de cáncer. Simultáneamente mejorará la calidad de su vida cotidiana. (Las personas que tengan artritis y dolencias en las articulaciones también deberían experimentar una disminución de los síntomas). Es posible que usted aún no sepa que adelgazar con un programa de alimentación bajo en carbohidratos trae consigo una cantidad de beneficios adicionales.

Suprimir todos esos azúcares y harinas blancas le hará mucho bien a su organismo. Al convertir Atkins en su estilo de vida permanente, usted:

- Disminuirá el riesgo de enfermedades cardiacas
- Podrá prevenir y controlar la diabetes
- Su presión sanguínea disminuirá (en caso de que sea alta)
- Podrá prevenir o mejorar muchos aspectos de su salud

Se alegrará de saber que todos estos beneficios están científicamente comprobados. Si desea ver una lista con cientos de investigaciones que comprueban los principios en los cuales está basado el Método Nutricional Atkins, visite la sección "La Ciencia Detrás de Atkins" en nuestro sitio en Internet www.atkins.com.

Ahora miremos más detenidamente los beneficios que obtendrá en materia de salud a largo plazo.

➤ Lo Que Atkins Hará por Su Futuro

1. **Disminuirá el riesgo de enfermedades cardiacas.** Puede que esto le sorprenda, pues a muchos de nosotros nos enseñaron que el consumo de grasas—lo que hará en Atkins—aumenta los niveles de colesterol y por lo tanto, la probabilidad de contraer enfer-

medades del corazón. Lo cierto es que si hace Atkins correctamente, es decir, si sólo come grasas naturales (no procesadas), y disminuye considerablemente el consumo de carbohidratos, reducirá el riesgo de sufrir la enfermedad asesina número uno de este país. Si analiza los mayores factores causantes de enfermedades coronarias, descubrirá que hacer Atkins tiene una gran incidencia sobre todos ellos. Con Atkins, usted:

- Perderá peso
- Disminuirá su nivel de colesterol
- Su colesterol "bueno" (HDL) aumentará
- Sus triglicéridos bajarán
- Su presión sanguínea disminuirá (si es alta)
- Sus niveles de azúcar y de insulina se estabilizarán

Si le lee esta lista a un médico, él o ella dirá que usted le está enseñando una fórmula para prevenir enfermedades cardiacas. Eso es exactamente lo que Atkins hará por usted, a la vez que reducirá el riesgo de contraer diabetes y otras afecciones relacionadas con altos niveles de azúcar e insulina. Recuerde: el doctor Atkins era un cardiólogo antes de convertirse en un experto en el control de peso.

Sentí un fuerte impacto cuando mi doctor me dijo que tenía diabetes. Yo tenía sobrepeso, ¡pero sólo tenía treinta y dos años! Para asombro de mi médico, familiares y compañeros de trabajo, em-

pecé a hacer Atkins y mis niveles de azúcar se normalizaron sin tener que tomar medicinas. Sólo tuve un efecto colateral: perdí 99 libras.

April Creer, perdió 99 libras

2. **Podrá prevenir y controlar la diabetes.** La diabetes de tipo II es una enfermedad causada por un descontrol prolongado de los niveles de azúcar e insulina en la sangre. A diferencia de la diabetes de tipo I, en la que el cuerpo no produce una cantidad suficiente de insulina, con la diabetes de tipo II las células grasas de su organismo se resisten a la acción de la insulina. Cuando una persona goza de buena salud, la insulina transporta el exceso de azúcar de la sangre a las células. Pero cuando una persona sufre de diabetes de tipo II, ese exceso de azúcar permanece en el torrente sanguíneo. Esto ocurre cuando se tiene una predisposición genética a esta enfermedad, se lleva una dieta abundante en carbohidratos refinados, una vida sedentaria o, como sucede a menudo, cuando se presenta una combinación de estos tres factores. Casi todas las personas que sufren de diabetes tienen sobrepeso, son obesas y han consumido carbohidratos gran parte de sus vidas. Para la muestra, una estadística espantosa: según la Asociación Americana para la Diabetes, 17 millones de personas, es decir, el 6.2 por ciento de la población, tenía diabetes en el año 2000. De ellas, sólo 11.1 millones de personas fue-

ron diagnosticadas. Eso quiere decir que la asombrosa cifra de 5.9 millones—un tercio del total—no ha sido diagnosticada ni tampoco sabe que se encuentra bajo esa condición que amenaza sus vidas.

Si usted ha decidido hacer Atkins porque le han diagnosticado diabetes de tipo II, descubrirá que podrá controlar sus niveles de azúcar si modera el consumo de carbohidratos. Muchos diabéticos han logrado reducir o eliminar sus medicinas después de hacer Atkins. **(Importante: nunca deje de tomar ningún medicamento ni reduzca su dosis, incluyendo la insulina u otras medicinas para la diabetes, sin consultar con su médico.)** Si está haciendo Atkins para acabar con la adicción a los carbohidratos, perder peso y mejorar su estado de salud, usted podría evitar el riesgo de padecer diabetes. Lo esencial es que el Método Nutricional Atkins es un estilo de vida que se puede definir por su capacidad para reducir y controlar los niveles anormales de azúcar en la sangre. Independientemente de que exista o no un fuerte historial de diabetes en su familia, usted podría mantenerla a raya o impedir su aparición si lleva un estilo de vida bajo en carbohidratos. Muchos de los efectos nocivos causados por los niveles anormales de azúcar e insulina ocurren—de manera imperceptible—antes que la diabetes sea diagnosticada. ¡La prevención es fundamental!

Al igual que muchas otras mujeres, comencé un programa para adelgazar luego de tener a mis hijos. Cuando mi hija se casó, yo pesaba 216 libras y tenía la presión alta. Comencé a hacer Atkins y perdí 12 libras en la primera semana. ¡Qué bien! me dije. Seis semanas después, mi presión disminuyó considerablemente. Me sorprendió sentir tanta vitalidad y energía. Siete meses después había perdido 70 libras. Ahora me siento segura de poder mantener mi peso saludable. Ya no me importa que alguien coma cualquier cosa delante de mí.

Barbara Woodruff, perdió 70 libras

3. **Su presión disminuirá.** La hipertensión o presión alta a menudo va de la mano del sobrepeso y de las variaciones en el nivel de azúcar en la sangre. Si usted se encuentra en una de estas situaciones, es probable que ya tenga la otra o que la adquiera muy pronto. Hacer Atkins contribuye a controlar la presión de dos formas. Primero, perder peso es una de las formas más efectivas para disminuir la presión sanguínea. Pero si usted adelgaza con Atkins, es decir, si reduce el consumo de carbohidratos, logrará estabilizar los niveles de azúcar y de insulina en la sangre, lo que probablemente tenga relación con su presión alta. Si usted tiene hipertensión y es sensible a la sal, Atkins le dará una defensa adicional; al mantener los niveles de azúcar e insulina bajo control, usted reducirá la retención de líquidos, disminuyendo así la presión de otro modo adicional.

LA CONEXIÓN ENTRE EL AZÚCAR, LA INSULINA Y LA DIABETES

Cuando usted come carbohidratos, los cuales incrementan el azúcar en el torrente sanguíneo, su páncreas produce insulina para transportar la glucosa a las células y obtener energía o almacenar grasas. Con el tiempo, el consumo excesivo de carbohidratos (con la consiguiente producción de insulina), hace que cada vez su páncreas tenga que recibir más y más insulina para mantener un nivel de azúcar normal. Su páncreas deja de producir insulina y esto deriva en diabetes. Para decirlo en términos simples, la diabetes es la incapacidad que tiene el organismo de mantener un nivel normal de azúcar.

Haber adelgazado es sólo uno de los beneficios que he obtenido con Atkins. La rigidez y el dolor que sentía en la espalda y en el cuello desaparecieron. Tengo el colesterol y los triglicéridos más bajos. En general, siento que soy una persona más sana. Incluso los resfriados me dan con menos frecuencia.

James Winterscheid, perdió 122 libras

4. **Prevendrá o le pondrá fin a otros problemas de salud.** A través del tiempo nos hemos sorprendido con la gran cantidad de problemas de salud que me-

joran significativamente cuando se hace Atkins. Muchos trastornos digestivos como la acidez estomacal, los cálculos en los riñones, los gases y la pesadez desaparecen cuando se lleva un estilo de vida de carbohidratos controlados. Algunas personas experimentan estreñimiento durante la primera fase de Atkins, pero esto no debería suceder si usted consume alimentos con fibra hasta que vuelva a comer más frutas y vegetales durante las últimas fases. (Lea más sobre "Combatiendo el estreñimiento" en la página 105.)

Una de las mejorías que experimentan las mujeres que siguen Atkins es que el síndrome poliquístico de ovarios, desajuste hormonal que puede causar irregularidades en la menstruación, infertilidad, aumento de peso, acné, vellosidad excesiva en la cara y en el cuerpo, altos niveles de insulina y hasta síntomas de diabetes, disminuye de intensidad. Se estima que entre un 6 y un 10 por ciento de todas las mujeres entre los veinte y los cuarenta años padecen este síndrome. Los mecanismos del síndrome poliquístico de ovarios no se han podido determinar con exactitud y hasta el momento no existe cura, pero muchas pacientes del doctor Atkins que siguieron un estilo de vida de carbohidratos controlados durante cuatro años lograron mantener los síntomas bajo control y evitaron complicaciones a largo plazo.

Por último, las personas que hacen Atkins manifiestan con frecuencia que muchas otras dolencias físicas han desaparecido como por arte de magia. Problemas como insomnio, dolores crónicos de cabeza, migrañas, sinusitis, dolores abdominales, reflujo gástrico, asma, eccemas, acné y otras irritaciones se detienen y luego desaparecen. Es muy probable que la alergia o la sensibilidad a ciertos alimentos sean responsables de muchas de estas dolencias. La mayoría de los alimentos que usualmente producen reacciones alérgicas son aquéllos abundantes en carbohidratos como el maíz, el trigo, la avena, el azúcar o la leche.

Es muy difícil controlar una alergia o una sensibilidad a ciertos alimentos cuando se sigue la típica dieta americana. Hacer Atkins facilita el control de estos alimentos, ya que usted reincorporará otros ricos en carbohidratos durante las últimas fases del programa, en pequeñas cantidades y uno a uno, de tal manera que cualquier reacción negativa pueda detectarse.

Los seguidores de Atkins no sólo sufren de menos dolores, acidez estomacal e irritaciones, sino que terminan tomando menos medicamentos cuando trabajan con sus médicos en la disminución o eliminación de los mismos. Esto contribuye a ahorrar dinero, pero más importante aún, significa que usted podrá librarse del impacto que esas medicinas tienen en su organismo, así como de sus efectos colaterales que en ciertos casos pueden derivar en aumento de peso. (Hablaremos más acerca de cómo ciertos medicamentos pueden interferir con la pérdida de peso en el Capítulo 7.)

Ahora que hemos mencionado los beneficios que usted obtiene a corto y largo plazo cuando hace Atkins, podrá preguntarse, "¿Por qué todas las personas no siguen un programa alimenticio de carbohidratos controlados? Parece ser la forma más saludable de alimentarse." Como ya ha escuchado, el cuerpo humano reacciona favorablemente cuando deja de recibir alimentos altamente procesados y abundantes en carbohidratos. Una razón por la cual no todo el mundo sigue esta opción, se debe a que las grandes compañías de alimentos tienen un fuerte interés en seguir elaborando y sacando al mercado nuevos productos a base de trigo, maíz, azúcar y otros carbohidratos altamente refinados y de bajo costo. (¡Sólo imaginen cómo sería un supermercado sin ninguno de esos productos que actualmente ocupan un estante tras otro!)

Otra razón es que todavía siguen circulando—incluso entre las personas informadas y profesionales de la salud—viejos mitos y prejuicios que existen sobre Atkins y sobre el control de carbohidratos. Los viejos modos de pensar siguen vigentes a pesar de que varios estudios científicos han demostrado que Atkins es tan efectivo o más que los regímenes bajos en grasas, no sólo para perder peso sino también para reducir factores de riesgo de muchas enfermedades. Una vez que haya perdido esas libras de más que tanto le desagradan y note lo bien que se siente cuando se alimente de este modo, probablemente usted querrá divulgar la noticia y rectificar algunos de los prejuicios que tiene la gente. En el Capítulo 3 le daremos toda la información que necesita para tener una idea clara sobre esta forma de alimentación tan saludable que cambiará su vida.

Pero antes, en el próximo capítulo, veremos por

qué funciona este programa. No es magia, aunque algunas veces así les parezca a personas que durante años le han declarado la guerra a su propio sobrepeso y han ensayado dieta tras dieta, y que han visto desaparecer esas libras de más sólo para volverlas a ganar rápidamente mientras pasan a otra dieta. Cuando usted cuenta con la información básica de lo que sucede con el consumo excesivo de carbohidratos y lo que producen en su organismo, entenderá que se trata de algo simple y obvio y que no es un cuento chino.

➤ Palabras para Reflexionar

Probablemente este capítulo le ha hecho pensar en sus hábitos alimenticios, en su salud, en cómo se siente diariamente—aspectos sobre los cuales quizá no había reflexionado anteriormente. Si quiere obtener el máximo provecho de este libro, saque algunos minutos al final de cada capítulo y tome notas. Le daremos un cuestionario para que comience y luego podrá continuar por su propia cuenta. Puede escribir en un cuaderno o llevar un diario en su computador. Este ejercicio le ayudará a consolidar su compromiso con la nueva forma de comer y de vivir.

¿Cuál es su estado de salud? ¿Tiene antecedentes familiares de enfermedades coronarias, diabetes o hipertensión? ¿Sus niveles de colesterol o de triglicéridos son altos?

____

____

____

____

____

____

____

¿Sufre de acidez estomacal, gases o pesadez? ¿Tiene otros problemas digestivos?

____

____

____

¿Cree que podría tener alguna alergia o sensibilidad desconocida a algún alimento?

____

____

____

¿Le dan dolores de cabeza, otros dolores o erupciones?

____

____

____

¿Cuántos medicamentos de venta libre o formulados para afecciones leves ingiere actualmente?

____

____

____

¿Cómo es su nivel de energía? ¿Siente que varía a lo largo del día?

____

____

____

¿Cómo duerme? ¿Cuántas horas necesita para descansar? ¿Se despierta sintiéndose despejado y lleno de energía?

____

____

____

Recuerde cómo era un típico día antes de que comenzara a hacer Atkins. ¿Qué cantidad de harina blanca refinada—generalmente conocida como "harina de trigo enriquecida" consumía? Incluya todo lo que contenga pan, masas, cualquier pasta blanca y productos para hornear. ¿Qué cantidad de azúcar, conocida también como "sirope de maíz" o "sirope de maíz con alto contenido de fructosa" consume diariamente? Recuerde que el azúcar está oculto en todos lados: en el pan, las galletas, los bagels, los aderezos, las salsas, los condimentos e incluso en los medicamentos de venta libre como los jarabes para la tos.

¿Siente deseos incontenibles de comer ciertos alimentos y no puede controlarse?

¿Siente sueño después de las comidas?

¿Padece algunos síntomas que desaparecen cuando come?

2 ¿Por Qué Funciona Atkins?

Mi historia médica incluía problemas del corazón, varias hospitalizaciones y una constitución patológica: pesaba 465 libras a los cuarenta años. Le contaré mi historia a todo el que quiera escucharme porque es un verdadero milagro. Atkins me permitió perder 240 libras. Antes tenía que tomar una lista inmensa de medicamentos para el corazón y de analgésicos. Ahora no tomo ninguno. Salir de mi cuarto era una odisea y mis problemas de salud me impedían conseguir cualquier trabajo. Actualmente mi esposa y yo tenemos un negocio muy próspero.

George Stella, perdió 240 libras

Es posible que ya esté convencido de que Atkins funciona. Quizá sepa que muchas personas han perdido bastante peso y mejorado sus vidas luego de hacer Atkins. Usted ya ha leído algunos testimonios y ha escuchado sobre los increíbles beneficios que se obtienen cuando se adquiere este nuevo estilo de vida. Sin embargo, queremos que entienda y tenga una visión completa de la lógica que hay detrás de Atkins. Veamos entonces con rapidez el Curso Nutricional 101 en el que le diremos qué contienen los alimentos que consumimos.

➤ Qué Contienen los Alimentos

Todo lo que comemos contiene alguna clase de combinación de tres componentes principales denominados macronutrientes, que suministran las calorías que nuestro organismo necesita para funcionar: proteínas, grasas y carbohidratos. Los alimentos también contienen diferentes cantidades de agua, fibra, minerales, vitaminas, fitoquímicos (antioxidantes) y otros nutrientes.

Las proteínas son esenciales para la formación y el mantenimiento de músculos, huesos, órganos y otros tejidos y para que el organismo pueda seguir funcionando. La carne, el pescado, las aves, los huevos, el queso y otros alimentos de origen animal son conocidos como proteínas completas. Es decir, poseen todos los aminoácidos esenciales para la formación y el restablecimiento del organismo y de los diferentes órganos. Los frutos secos, las semillas, las leguminosas (fríjoles y productos de soya como tofu y queso de soya), así como los cereales integrales contienen proteínas, pero no todos los aminoácidos esenciales que requiere el organismo. Eso significa que deben ser mezclados con otros alimentos para conformar una proteína completa.

Las grasas vienen en diferentes formas y algunas de ellas son muy benéficas, mientras que otras son completamente nocivas. El consumo de grasas es necesario para funciones vitales del organismo como la producción de hormonas, la formación de las paredes celulares y el almacenamiento de energía. Las grasas provienen de la carne, el pescado, las aves, los productos lácteos, los frutos secos, las semillas y sus aceites, así como de otros vegetales y sus aceites, como las aceitunas y el aguacate. A pesar de todo lo que pueda haber escuchado en una cultura que le tiene tanta fobia a las grasas como la nuestra, las únicas verdaderamente nocivas son las conocidas como ácidos grasos *trans*. Esta clase de aceites tratados se encuentra en la mayoría de los alimentos procesados y figuran en las listas de ingredientes como aceite vegetal de maíz, de soya, de coco o de palma hidrogenado o parcialmente hidrogenado. Aunque este aceite proviene de productos naturales como la soya o el maíz, el proceso químico conocido como hidrogenación pasa de ser una sustancia buena o neutral, para convertirse en una sustancia nociva.

En términos generales, los americanos obtienen demasiados ácidos grasos de los aceites vegetales como el de maíz y cártamo (alazor) y un porcentaje insuficiente de las grasas provenientes del pescado, los frutos secos, las semillas y el aguacate. Lo más recomendable sería consumir una mezcla de grasas naturales y no procesadas, tanto en la comida como en los suplementos. Si hablamos de aceites embotellados, deberíamos utilizar los aceites prensados en frío como el aceite de oliva y el de linaza.

Los carbohidratos incluyen azúcares y almidones. Ofrecen la más rápida fuente de energía, especialmente cuando son vegetales. Contienen una gran variedad de vitaminas, minerales, enzimas y fibra. Los carbohidratos pueden ser refinados o integrales (que no han sido refinados). Estos últimos son los vegetales, las frutas y los cereales enteros. Los carbohidratos refinados son productos que no se encuentran en la naturaleza y los ejemplos más concretos son el azúcar, el sirope de maíz, las pastas, el arroz blanco y las harinas. Al igual que los aceites hidrogenados, estos carbohidratos parecen ser alimentos inofensivos. Pero cuando son procesados, sintetizados o alterados con químicos durante su proceso de elaboración, se convierten en sustancias sumamente perjudiciales para el azúcar de su sangre. El proceso de refinamiento despoja a los carbohidratos de cualquier sustancia saludable que puedan tener. El cambio que hubo en la dieta americana durante el siglo pasado, de una en la que el consumo de carbohidratos provenía básicamente de vegetales, frutas y cereales enteros, para pasar a otra en la que la mayoría de los carbohidratos provienen de las harinas y azúcares procesados, de productos fabricados a partir de éstos y de otros carbohidratos refinados, es parcialmente responsable de la epidemia de obesidad y de diabetes por la que atraviesa el país.

Los carbohidratos se dividen entre simples y complejos. En términos generales, los simples son azúcares como la sacarosa (azúcar de mesa), la fructosa (el azúcar que contienen las frutas), la lactosa (el azúcar de la leche) y la maltosa (el azúcar de la malta). Los complejos se pueden encontrar en todos los vegetales, cereales y legumbres. Pero la diferencia entre los carbohidratos simples y los complejos puede prestarse para confusiones. Esto se debe a que cuando el organismo digiere carbohidratos complejos, incluyendo almidones como los cereales, los convierte en carbohidratos simples a un ritmo más lento. Pero a fin de cuentas, todos los carbohidratos complejos son convertidos en simples. Esto explica por qué tenemos que controlar el consumo de alimentos que contengan carbohidratos complejos como el maíz y las papas. Una excepción a esta regla es la fibra, la cual es una clase de carbohidrato complejo que el cuerpo no puede digerir, convirtiéndola así en un valioso aliado en el control del apetito y por consiguiente, en el control del peso corporal, pues produce una sensación de llenura, a la vez que ayuda a limpiar el sistema digestivo.

➤ Una Mirada Más Detallada a los Carbohidratos

Ahora que hemos terminado la Sección I de nuestro resumido Curso Nutricional 101, probablemente usted quiera saber qué es lo que debe hacer para controlar el consumo de componentes alimenticios que no son benéficos para su organismo. La buena noticia es que si usted hace Atkins, podrá consumir una gran variedad de proteínas y grasas mientras coma lo suficiente para quedar satisfecho en lugar de llenarse de comida. Consumir alimentos integrales es un aspecto fundamental de Atkins. El objetivo es limitar los carbohidratos y seleccionar aquéllos que son apropiados, los que poseen más nutrientes, fibra y un menor impacto en sus niveles de azúcar.

Como esta categoría de alimentos incluye a todas las frituras, vegetales, cereales y almidones que hay en el planeta, usted necesita saber con exactitud qué es lo que debe comer para controlar el consumo de carbohidratos. (Los alimentos como la leche, el queso, los frutos secos y las legumbres también contienen carbohidratos, además de grasa, proteína, o ambas.) Los seguidores de Atkins controlan el número de gramos de los carbohidratos saludables que consumen, a la vez que hacen de las grasas y las proteínas la base de su alimentación durante las fases iniciales del programa para adelgazar. Cuando se hace Atkins, no sólo es importante escoger alimentos bajos en carbohidratos, sino que también es fundamental elegir los carbohidratos más ricos en nutrientes.

Verduras

En términos generales, son carbohidratos "buenos," aunque algunas verduras tengan muchos carbohidratos y poco valor nutricional. Otras son justamente lo contrario. La mayoría de las verduras suministran fibra y muchos otros fitonutrientes saludables, esas maravillosas sustancias que se encuentran en las plantas (*fito* significa planta) y que nos ayudan a prevenir las enfermedades. A pesar de lo que pueda haber escuchado, el Método Nutricional Atkins recomienda muchas más verduras de las que consume un americano promedio. Por fortuna, las verduras más ricas en nutrientes son también las que contienen menos carbohidratos. Las verduras que se utilizan en las ensaladas, las verduras crudas, la lechuga romana y la Boston, la escarola, la espinaca, el perejil, los berros y la rúgula son ricas fuentes de nutrientes, a la vez que contienen pocos carbohidratos. Otras opciones excelentes son los espárragos, los tallos de bambú, el brócoli, el repollo (col), la coliflor, las berzas, la berenjena, la jícama, la col rizada, el colinabo, los puerros, las hojas de mostaza, el quimbombó (ocra), los rábanos, la cebolla larga, los chalotes, los guisantes, la calabaza de espagueti, las alubias o las habichuelas (ejotes), la col suiza, los tomates (jitomates), los nabos, las castañas de agua y el calabacín. (Para ver una lista completa de los alimentos aceptables, vaya a la página 82.)

Durante la primera fase de Atkins, en la cual los carbohidratos están más restringidos, usted podrá consumir tres tazas diarias de verduras bajas en carbohidratos. Dependiendo de su gusto, podrá escoger entre dos tazas de verduras para ensalada y una del otro tipo (brócoli, berenjena, arvejas, espinaca, etcétera) o consumir tres tazas de verduras para ensalada. En las siguientes fases, que cada vez son más flexibles, usted podrá incorporar más y más verduras. En la fase final, llamada Mantenimiento de por Vida, la mayoría de las personas podrán consumir toda clase de verduras, aunque aquéllas que tengan más carbohidratos y menos nutrientes deberán consumirse con mucha moderación o muy ocasionalmente.

Frutas

Aunque la mayoría de las frutas pertenecen a la categoría de los carbohidratos "buenos," contienen la mayor cantidad de azúcar entre todos los alimentos enteros y no están permitidas durante la primera fase de Atkins, la cual dura un mínimo de dos semanas. Sin embargo, como son ricas en fitonutrientes y fibra, algunas de ellas pueden ser reincorporadas en la segunda fase, conocida como Pérdida de Peso Progresiva, y usted también podrá consumir más frutas en las siguientes fases del Método Nutricional Atkins. (En la Sección IV examinaremos con mayor detalle las tres fases que siguen a la Inducción.)

El primer tipo de frutas permitidas son las bayas, las cuales tienen el índice más bajo de carbohidratos y el mayor poder nutritivo entre todas las frutas. Después de las bayas hay otras relativamente bajas en carbohidratos y de alto contenido nutritivo, entre las cuales se encuentran las manzanas, las toronjas (pomelos), los duraznos, las peras, las ciruelas, las naranjas y las mandarinas. Las frutas con mayor contenido de carbohidratos son las bananas, los mangos, las ciruelas secas y las pasas. Los jugos también tienen un alto contenido de azúcar y carecen de la fibra que se encuentra en las frutas enteras y por lo tanto deberían suprimirse o consumirse en pequeñas cantidades y únicamente cuando usted se encuentre cerca del peso propuesto. Una forma de disfrutar los jugos durante las últimas fases de Atkins sin incurrir en una sobredosis de carbohidratos es disolviéndolos en agua mineral.

Cereales

Contienen altas dosis de carbohidratos y sólo están permitidos durante las últimas fases de Atkins. A este grupo pertenecen el maíz, el trigo, la avena, el arroz, así como todas las harinas y las pastas. Una vez que se esté aproximando al peso propuesto y haya logrado controlar completamente los alimentos escogidos, usted podrá reincorporar cereales enteros y no procesados a su dieta. Se recomienda consumir pequeñas cantidades y evitar los cereales refinados que se encuentran en la inmensa mayoría de los supermercados. Si no tiene mayor información sobre cereales integrales, consideramos que es hora de hacerlo. Diríjase a una tienda de productos naturales: encontrará todo un universo de sabores y texturas ricos en nutrientes. Además, los cereales integrales llenan bastante, así que le será muy fácil acostumbrarse a consumir pequeñas cantidades. Asimismo, cada vez es más frecuente encontrar estos productos en aquellos supermercados que están bien surtidos.

Le aposté a las dietas bajas en grasa hasta hace tres años. Utilizaba aceite de cocina sin grasa, comía bagels, pan, pasta y montañas de arroz blanco. Durante el desayuno, le ponía sirope sin grasa y bajo en calorías a mis pancakes. Creía que todo lo estaba haciendo bien, pero no perdía peso y me sentía miserable. Me quedaba dormido luego de mis comidas llenas de carbohidratos y a menudo me sentía somnoliento en el trabajo. Comencé a hacer Atkins e inmediatamente me sentí mejor y empecé a perder peso. Mi médico se sorprendió de lo mucho que mejoró mi colesterol. Sin embargo, lo mejor fue cuando alguien se refirió a mí como "ese tipo delgado."

Mark Anthony Monticule, perdió 30 libras

➤ La Montaña Rusa del Azúcar en la Sangre

Ahora que usted sabe qué son los carbohidratos y en qué alimentos se encuentran, es hora de abordar la pregunta de por qué causan problemas cuando son consumidos en exceso. En el Capítulo 1 hablamos un poco sobre los carbohidratos, la química sanguínea y cómo surge la ansiedad por el azúcar. En este capítulo profundizaremos un poco más en dichos aspectos.

Cuando usted consume alimentos que contienen carbohidratos, sus niveles de azúcar en la sangre aumentan. Esto se debe a que todos los carbohidratos se convierten en glucosa o azúcar cuando llegan al torrente sanguíneo. La cantidad y el tipo de carbohi-

El Consumo Excesivo de Carbohidratos

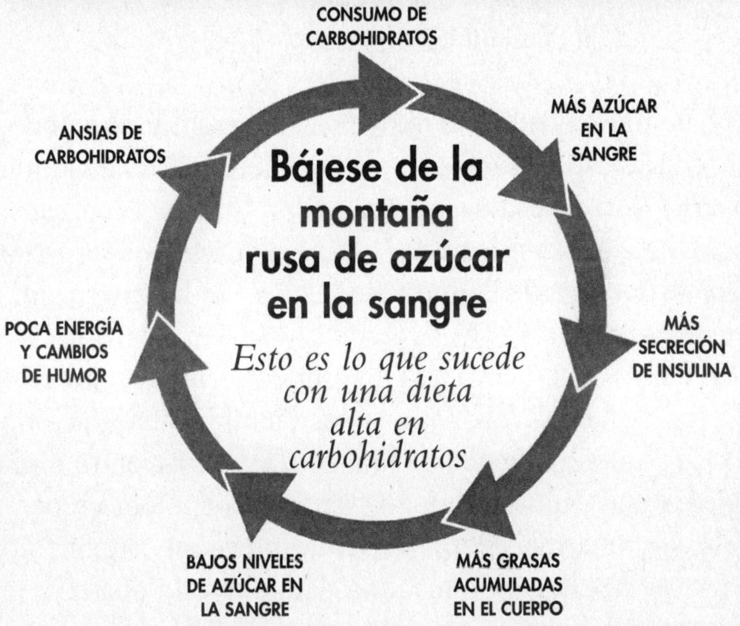
CONSUMO DE CARBOHIDRATOS
MÁS AZÚCAR EN LA SANGRE
MÁS SECRECIÓN DE INSULINA
MÁS GRASAS ACUMULADAS EN EL CUERPO
BAJOS NIVELES DE AZÚCAR EN LA SANGRE
POCA ENERGÍA Y CAMBIOS DE HUMOR
ANSIAS DE CARBOHIDRATOS
Bájese de la montaña rusa de azúcar en la sangre
Esto es lo que sucede con una dieta alta en carbohidratos

EL CONSUMO EXCESIVO DE CARBOHIDRATOS AFECTA LA SALUD, EL PESO Y LA ENERGÍA

dratos determinarán la magnitud del impacto. Por ejemplo, una comida llena de azúcar y de harinas blancas, como un cereal azucarado al desayuno, incrementará sus niveles de azúcar en una proporción mucho mayor de lo que lo haría una ensalada verde.

Una vez que la glucosa entra en la sangre, tiene que ser transportada a las células para que realice su trabajo. La insulina es la hormona encargada de llevar la glucosa a las células, y una vez está dentro de ellas, pueden suceder tres cosas:

1. Ser utilizada como una fuente inmediata de energía.
2. Ser convertida en glucógeno y utilizada posteriormente como una fuente de energía.
3. Ser almacenada como grasa.

Cuanta más glucosa ingrese a su torrente sanguíneo, su cuerpo segregará una mayor cantidad de insulina para disolverla. La insulina cumple dos funciones: lleva la glucosa a las células que la necesitan, a la vez que se encarga de mantener el azúcar de la sangre a niveles normales.

Cuando usted come algún alimento rico en carbohidratos de absorción rápida, por ejemplo una barra de dulce o una tajada de pan blanco (la glucosa entra rápidamente al flujo sanguíneo) sentirá un aumento repentino de energía. Pero poco después, el organismo segrega un chorro de insulina para que ésta disuelva la glucosa y normalice así sus niveles de azúcar en la sangre. Como el organismo humano no fue diseñado para ingerir barras de dulce ni harinas refinadas, las digiere tan rápido que la respuesta de la insulina puede excederse en sus funciones y disolver más glucosa de la necesaria. El resultado será una disminución del azúcar en la sangre, lo que a su vez produce un derrumbe energético, algo semejante a lo que muchas personas llaman el "bajón de la tarde": dificultad para concentrarse, somnolencia o letargo. Es probable que sienta entonces deseos de comer un chocolate, unas papas fritas o alguna otra golosina que tenga carbohidratos para que su nivel de azúcar vuelva a subir, y así seguirá montado en la montaña rusa.

De otra parte, cuando usted consume alimentos que contienen básicamente proteínas o grasas, su organismo produce mucha menos insulina, evitando así las fluctuaciones excesivas en los niveles de azúcar. (Sin embargo, debemos señalar que si se atiborra de grasas, su organismo podrá convertirlas en glucosa, aunque el exceso de proteínas no tiene el mismo efecto que los carbohidratos refinados.) Cuando su organismo produce menos insulina, su nivel de azúcar permanece estable, y con él, su nivel de energía. Si usted se alimenta así, podrá bajarse de la montaña rusa del azúcar y subirse al cómodo tren de la energía.

➤ La Insulina: La Hormona de la Grasa

Tal como hemos señalado, la insulina transporta la glucosa a las células y la deposita inicialmente en aquéllas que la necesiten para generar energía inmediata. Si las células ya tienen suficiente glucosa, su exceso es transformado en glucógeno, el cual es almacenado en el hígado y en los músculos, donde estará disponible para ser utilizado más tarde. Sin embargo, cuando se llenan todas las áreas de almacenamiento del glucógeno—y tenemos una capacidad de almacenamiento limitada—el cuerpo tiene que hacer algo con la glucosa que sobra. Y cuando usted piensa en la cantidad de carbohidratos que consumen diariamente los americanos y en la poca energía que gastan, sabrá que estamos hablando de una gran cantidad de glucosa sobrante. Y esto es lo que sucede: el hígado convierte esa glucosa en grasa, que a su vez se convierte en la bodega blanda y fofa donde se almacena toda la grasa de su estómago, muslos, caderas y otras partes de su cuerpo. Es por esa razón que la insulina se conoce como la hormona de la grasa. Piense en todas las personas que todavía creen que están gordos debido al consumo de grasas. Usted ya sabe la verdad: El culpable de todo es el exceso de carbohidratos.

➤ Qué Son los Carbohidratos Netos

Sólo le falta saber una última cosa acerca de los carbohidratos. Cuando hace Atkins, usted cuenta los carbohidratos netos, que son el contenido total de carbohidratos menos su contenido de fibra. Usted puede restar esos gramos de fibra, pues pertenecen a un tipo de carbohidratos que no tienen un fuerte impacto en sus niveles de azúcar. Como puede ver, eso significa que tendrá un incentivo para escoger alimentos ricos en fibra, los que casi siempre son una elección saludable en términos nutricionales.

La fibra no sólo tiene un efecto neutral en el azúcar de la sangre sino que además tiene otros beneficios adicionales, ya que hace que la digestión sea más lenta, lo que a su vez permite que la conversión de carbohidratos en glucosa que llega al flujo sanguíneo sea más lenta. También contribuye a controlar su apetito. Esto se debe a que la fibra es voluminosa y absorbe agua, llenándole con rapidez y haciéndole sentir satisfecho por más tiempo. Además son ampliamente conocidos los beneficios de la fibra en la regularidad de la evacuación.

Usted puede leer la información nutricional en los alimentos empacados y hacer las cuentas respectivas, pues el contenido de carbohidratos y de fibra aparece en gramos. Sin embargo, usted casi no consumirá alimentos empacados (a no ser todas las alternativas bajas en carbohidratos adecuadas para la Inducción que aparecen en la página 9), así que tendrá que contar con un sistema para contar los carbohidratos. *El Nuevo Contador de Carbohidratos del doctor Atkins* (M. Evans) es un manual práctico. También puede visitar nuestro sitio en Internet www.atkins.com y utilizar el contador de carbohidratos en línea.

¡ADELANTE, HAGA CUENTAS!

Ésta es una fórmula sencilla para determinar los carbohidratos netos que hay en cualquier alimento:

Ejemplo: una alcachofa entera
13.4 gramos de **Carbohidratos Totales** – 6.5 gramos de **Fibra** = 6.9 gramos de **Carbohidratos Netos.**

Más adelante, durante las últimas fases de Atkins, usted podrá explorar cientos de nuevos y deliciosos productos bajos en carbohidratos que han salido al

Información Nutricional

Tamaño por porción 1 Paquete (28)
Porciones por paquete 1

Cantidad de nutrientes por porción

Calorías 100 Calorías de grasas 25

	% del valor diario*
Grasa total 3g	**5%**
Grasas saturadas	**0%**
Colesterol 0mg	**0%**
Sodio 420mg	
Potasio 490mg	
Total de carbohidratos 8g	
Fibra dietaria 4g	
Azúcares 0g	
Proteínas 13g	

Vitamina A 2% • Calcio 6%

* Los porcentajes diarios están basados en una dieta de 2000 calorías diarias. Su porcentaje puede ser mayor o menor dependiendo de sus necesidades calóricas

	Calorías	2000	2500
Total grasas	Menos de	25g	30g
Grasas saturadas	Menos de	20g	25g
Colesterol	Menos de	300mg	300mg
Sodio	Menos de	2400mg	2400mg
Potasio		3500mg	3500mg
Total Carbohidratos		300mg	375mg
Fibra dietaria		25g	30g
Proteínas		10g	15g

Calorías por gramo:
Grasas: Carbohidratos 4 • Proteínas 4

** Las personas que controlen sus carbohidratos deberán contar 4 gramos de los 8 totales que contiene este producto. Reste la fibra dietaria (4), que tiene un impacto mínimo en el azúcar de la sangre.*
Para más información, visite nuestro sitio en Internet: www.atkins.com/netcarbs

mercado en los últimos años, gracias al inmenso interés que existe por controlar su consumo. En dichos productos encontrará otros ingredientes con carbohidratos que al igual que la fibra, tienen un impacto mínimo en el azúcar de la sangre y no necesitan contarse. Entre ellos se encuentran la glicerina y los alcoholes de azúcar.

Así concluye el Curso Nutricional 101. Ya hemos visto el aspecto científico de los carbohidratos. Usted está casi listo para comenzar a hacer Atkins. En el próximo capítulo le daremos información que usted debe conocer antes de hacer Atkins, despejaremos cualquier duda o inquietud que tenga sobre este Método Nutricional y le diremos cómo responder las preguntas que le hagan los amigos, familiares y compañeros de trabajo que no conocen el Método Nutricional Atkins.

➤ Palabras para Reflexionar

Si usted ha intentado perder peso durante algún tiempo, podría considerarse un experto en nutrición y alimentos. Sin embargo, este capítulo puede suponer una pausa que a su vez le ofrezca nueva información sobre su organismo y la forma en que reacciona a los alimentos que usted consume. Responda estas preguntas a fin de evaluar su conducta alimenticia y de saber cómo se siente.

¿Cuáles son sus comidas proteínicas favoritas? ¿Cuáles son los platos preparados con esas proteínas que más le gustan?

____

____

____

____

____

____

____

¿Cuáles comidas con alto contenido en grasas intentó evitar en el pasado? ¿Cuáles son sus comidas preferidas? ¿Le gusta la crema batida, el queso brie, las aceitunas, el aguacate, el pollo con piel, el salmón y las carnes rojas? (Es mejor olvidarse de las comidas apanadas con harinas y/o con pan rallado).

____

____

____

¿De dónde provienen la mayoría de las grasas que consume actualmente? ¿Sabía que los aceites vegetales hidrogenados son muy peligrosos?

¿Acostumbra leer la información nutricional de los alimentos empacados? ¿Sabe interpretar esa información? ¿Le presta atención al tamaño de las porciones?

¿Qué se le viene a la mente cuando lee algo sobre aquellas verduras bajas en carbohidratos? ¿Hay algunas que usted no ha probado nunca o de las que tal vez no ha oído hablar? ¿Le gustaría probar algunas de esas verduras que todavía no conoce? ¡Lo único que tiene que hacer es lavarlas, cocinarlas al vapor o saltearlas y ponerles un poco de mantequilla o aceite de oliva!

¿Ha sentido alguna vez bajones de azúcar luego de haber ingerido una comida o una golosina abundante en carbohidratos? ¿Siente ansiedad permanente por ciertos alimentos dulces y no puede dejar de pensar en ellos al saber que están en la cocina o en algún cajón?

¿Le cuesta comerse tan sólo un bocado de ciertos alimentos ricos en carbohidratos?

¿Alguna vez pensó que comer grasas engordaba?

---

3 ➤ Preparándose para Hacer Atkins

Toda mi vida he pesado bastante y he intentado hacer dietas sin ningún éxito. Pesaba 240 libras cuando me gradué de la universidad. Le escuché hablar de Atkins a un compañero de trabajo y decidí leer La Nueva Revolución Dietética del doctor Atkins. *Era como si ese libro hubiera sido escrito para mí; me pareció que tenía mucho sentido. Perdí 90 libras en doce meses y he mantenido mi peso por más de un año y medio. Sin embargo, tuve que soportar a muchas personas negativas; todos mis amigos, compañeros de trabajo y familiares me dijeron que me enfermaría si seguía comiendo así. Me alegro de haberles dicho que estaban equivocados y que me siento más saludable y feliz que nunca.*

Amy Wright, perdió 90 libras

Aunque podrá controlar los carbohidratos más fácilmente de lo que imagina una vez se haya acostumbrado, la primera o segunda semana pueden ser difíciles. Usted y su organismo harán un cambio fuerte y repentino, pero le tomará poco tiempo adaptarse. Lo mejor que puede hacer para garantizar el éxito es preparase debidamente. Eso incluye preparar su cocina, a sus seres queridos e incluso cambiar su manera de pensar, y ante todo, consultar a su médico. En términos generales, usted querrá prever cualquier tipo de obstáculos que pueda tener para que absolutamente nada se interponga en la cómoda transición a su nuevo estilo de vida.

➤ Antes de Comenzar

1. **Despeje su agenda.** En términos ideales, usted debería programar dos semanas o por lo menos una para comenzar a hacer Atkins con calma. Mire el calendario y encuentre un tiempo libre. Escoja una época tranquila. Por ejemplo, es preferible no comenzar a hacer Atkins si sale de vacaciones, tiene un viaje de negocios, si es época de fiestas o come frecuentemente por fuera. No es que no pueda hacer la Inducción mientras haga lo anterior. Lo que pasa es que le será mucho más difícil permanecer concentrado y comer sólo aquello que figura en la Lista de Alimentos Aceptables en la Inducción (Ver Capítulo 5). Después de que haya completado las dos primeras semanas, cuando tenga la determinación para quemar grasas y haya establecido su nueva rutina, encontrará que le es mucho más fácil viajar o llevar una vida social activa.

Por otra parte, si tiene demasiados compromisos y quiere comenzar, hágalo sin ningún problema. Como decía el doctor Atkins: "Déme sólo dos semanas."

2. **Póngase a la cabeza de sus familiares y amigos.** Para algunas personas, lo más difícil cuando se hace un cambio de vida es confrontar a las personas que están a su lado. Algunas veces los amigos y familiares expresan su preocupación porque no quieren que usted se decepcione, especialmente si ha luchado con su peso por mucho tiempo y ha ensayado varias dietas. Otras veces, incluso las personas más cercanas y queridas pueden sentirse amenazadas cuando usted comience a realizar cambios en su vida. Así, es probable que usted ya no encaje dentro de la categoría en la que le han incluido, o que su nuevo modo de pensar pueda poner en tela de juicio la imagen que tienen de sí mismos. No importa las razones que ellas tengan. Si sus familiares o amigos le dan consejos contradictorios, usted tendrá que actuar con diplomacia pero con firmeza. Dígales a los que le rodean que esto es importante para usted, que les agradece su apoyo, o que se guarden sus opiniones. (Vaya a la sección "Del Sabotaje al Apoyo" en la página 48.) Esto sólo debería ser un problema inicial: una vez que sus seres queridos vean los resultados, usted se dará cuenta que ya no necesita defender su decisión.

Si vive con otras personas, prepárelas y explíqueles su nuevo régimen alimenticio. Si es usted quien cocina, prepare un plato con proteínas y vegetales y cocine porciones de otros alimentos para quienes no están haciendo Atkins. Tal vez sienta una ligera tentación, pero tendrá que aceptar la realidad si realmente quiere perder peso. Si es otra persona la que cocina, explíquele con exactitud lo que usted puede comer y lo que no, y si muestra algún interés, dígale que lea el Capítulo 5.

3. **Organice sus alimentos.** Mantenga su cocina bien surtida con los alimentos que puede comer, para que nunca corra el riesgo de pasar hambre. Prepare alimentos que se puedan consumir inmediatamente como ensalada de atún, huevos duros y filetes de pechuga de pollo. Mantenga aceitunas, aguacate y quesos a su alcance. (Si quiere más sugerencias, vaya a la sección "Surtir su Cocina" en la página 174.) También es conveniente tener barras Atkins bajas en carbohidratos o mezclas de batidos instantáneos en su oficina, en el bolso o en su auto, en caso de que sienta hambre o se retrase en una de sus comidas. Tener este tipo de alimentos a mano le ayudará a resistir las tentaciones que pueda sentir cuando pase por alguna cafetería o lugar de comidas rápidas, de regreso a su casa o a su sitio de trabajo.

   Si vive solo, es importante que se deshaga de lo que no puede comer. Si tiene familiares o comparte su casa con alguien, trate de reservar un estante y una sección del refrigerador para guardar los alimentos que puede consumir, para que no sienta tentación por los alimentos "prohibidos" que encontrará al alcance de la mano en estos lugares.

4. **Consiga los suplementos nutricionales recomendados.** Un aspecto fundamental cuando se hace Atkins es complementar la alimentación con minerales, vitaminas y ácidos grasos esenciales de alta calidad.

5. **Pésese.** Súbase a la báscula y anote su peso antes de hacer Atkins. Saber la verdad, no importa cuánto le disguste aceptarla, es una parte importante de su decisión de cambiar. Utilice una cinta métrica y mídase su pecho, cintura, caderas, antebrazos y muslos y apunte las medidas. Cuando vuelva a medirse una semana después, y luego dos semanas más tarde, se alegrará de haberlo hecho. Mientras más formas tenga de medir su progreso, mayor será su motivación.

6. **Lleve un diario de su alimentación.** Llevar un diario puede jugar un papel crucial para alcanzar sus metas. Si tiene un registro de lo que come día a día, usted comenzará a ver los patrones que contribuyen al éxito, o podrá trazarse metas cuando se haya salido del camino. También sería conveniente pensar cuáles alimentos se están interponiendo en el camino que le llevará a ser una persona más delgada y saludable. Usted llegará a familiarizarse con sus hábitos alimenticios, a identificar escollos y a explorar otras emociones y estilos de vida que tienen que ver con su relación con la comida. Por último, tener un lugar privado en donde registrar sus emociones le ayudará a motivarse y a realizar cambios en su vida.

7. **Elabore un programa de ejercicios.** El ejercicio es una parte esencial de Atkins. Sin embargo, usted no querrá implementar el programa sino hasta después de transcurridos los primeros días de estar haciendo Atkins. Además, podrá sentir cansancio o algunos trastornos durante las 48 ó 72 horas iniciales, ya que su metabolismo pasará a quemar grasa como su principal fuente de energía. No olvide consultarle a su médico antes de hacer ejercicio en caso de haber estado inactivo o si está incrementando el ritmo de ejercicios.

DEL SABOTAJE AL APOYO

Le diremos qué hacer con los amigos bien intencionados que voluntaria o involuntariamente intentan menoscabar sus esfuerzos por adelgazar. Cuando usted les dice a sus amigos y familiares que está planeando perder peso con Atkins, existe una buena posibilidad de que al menos alguien dentro de ese grupo trate de persuadirlo para que no lo haga. Son personas importantes para usted, pero que se oponen a su decisión. ¿Cómo hacer para que dejen de ser saboteadores y se conviertan en sus partidarios? Le daremos una guía para que conozca el significado real que hay detrás de las palabras de sus amigos y cómo responderles.

Lo Que Dicen, lo Que Quieren Decir

El primer paso es ir más allá de lo que expresan estas personas y conocer las razones veladas de su falta de apoyo. Una vez que entienda las razones ocultas o inconscientes que tienen, usted será capaz de responder de tal modo que les ayude a entender y a respetar su decisión. Veamos los siguientes ejemplos:

Lo que dicen: Estás bien así.
Lo que quieren decir: Si dejas de ser la persona con problemas de peso que conozco, eso trastornará las cosas y me hará sentir incómodo.
Lo que usted responderá: Sé que necesito perder peso para sentirme y verme mejor, y he decidido hacerlo. Creo que merezco tu apoyo.

Lo que dicen: Nadie es capaz de mantenerse en Atkins; ese programa tiene muchas limitaciones.
Lo que quieren decir: No has sido capaz de seguir con ninguna otra dieta. ¿Por qué habría de pensar que lo harás con Atkins?
Lo que usted responderá: He investigado cuidadosamente y lo que he aprendido me ha convencido de que es más fácil hacer Atkins que cualquier otra dieta baja en grasas o en calorías.

Lo que dicen: Has abandonado todas las dietas que has comenzado. ¿Para qué te molestas en comenzar otra?
Lo que quieren decir: ¡Otra vez! Ahora tendré que oírte hablar de otra dieta que tampoco funciona. Me estoy cansando de apoyarte y luego verte defraudado.

Lo que usted responderá: Sí, no he sido capaz de perder peso (o de mantener el peso que he perdido), pero estoy decidido a lograrlo esta vez. Si no puedes apoyarme, por lo menos no trates de menoscabar mi decisión.

Lo que dicen: Hacer Atkins es malo para tu salud.
Lo que quieren decir: He escuchado muchas verdades a medias y existe mucha desinformación acerca de Atkins.
Lo que usted responderá: He investigado y leído mucho acerca de Atkins y no hay nada que pueda demostrar lo que dices. Si no me crees, lee *Lo Esencial de Atkins* o *La Nueva Revolución Dietética del doctor Atkins* o consulta la sección "Por qué Funciona Atkins" en el sitio de Internet www.atkins.com.

ENCUENTRE EL APOYO QUE NECESITA

Los cambios nunca son fáciles, incluso si ya está haciendo Atkins. Las cosas son más difíciles aun cuando las personas que lo rodean no le dan muchas muestras de apoyo. Con toda seguridad, habrá momentos en los que usted sentirá la tentación de caer en la trampa de sus antiguos hábitos alimenticios. Por eso es importante que encuentre una persona que entienda lo que usted siente y que le anime a seguir con su nuevo programa. Esa persona puede ser un familiar, un amigo o alguien que también esté haciendo Atkins. Muchas parejas han descubierto que hacer Atkins juntos contribuye a unirlos y a seguir adelante. Cuando uno de los dos sienta la tentación de hacer trampa, el otro puede recordar las metas a largo plazo, y viceversa. Los hijos o los amigos pueden brindar el mismo apoyo. Si no tiene una pareja o si ésta no tiene interés en hacer Atkins, usted podría buscar en Internet y encontrar un compañero que esté haciendo Atkins. El sitio de Atkins (www.atkins.com) contiene una sección llamada "Mi Atkins," la cual le ayudará a seguir su progreso. También encontrará información valiosa y ayuda visitando el sitio www.ediets.com. Si las personas más cercanas a usted no lo respaldan, puede encontrar apoyo en un consejero profesional o terapeuta, pues un profesional siempre le ayudará a comprender mejor los complejos aspectos emocionales que despiertan ansiedad y que generan un consumo excesivo de comida, así usted ya cuente con un apoyo sólido. Aunque consultar a un profesional puede ser costoso, es posible que su seguro médico cubra parte de los gastos. También podrá encontrar apoyo de alta calidad por un precio económico o incluso gratis en el sistema comunitario de salud.

Su Equipo Médico de Apoyo

Hay algo más que usted debería hacer antes de hacer Atkins o cualquier otro programa para adelgazar: consultar a su médico. Pida una cita para que le hagan un chequeo completo, incluyendo un análisis de sangre para saber cómo están sus niveles de colesterol, triglicéridos y otros exámenes. Es fundamental hacerse una revisión médica antes de hacer Atkins, tanto desde el punto de vista de su salud como de la motivación que representa para seguir el programa al pie de la letra. Un chequeo médico le servirá para detectar problemas de salud que tal vez usted desconozca, la prediabetes podría ser uno, resaltando así la importancia de hacer Atkins.

Así mismo, usted debería suspender cualquier tipo de medicamentos de venta libre como jarabes o gotas para la tos que tengan azúcar. Existen muchas medicinas formuladas que también inhiben la pérdida de peso. Hable con su médico para que le informe de otras alternativas.

Existen varios fármacos que causan efectos adversos cuando son ingeridos mientras se sigue un programa de carbohidratos controlados, especialmente los diuréticos, ya que con sólo reducir significativamente el consumo de carbohidratos se puede producir un importante efecto diurético.

En segunda instancia, y debido a que el programa Atkins es tan efectivo para bajar los niveles de azúcar en la sangre, las personas que toman insulina o medicamentos para la diabetes por vía oral pueden terminar con niveles de azúcar en la sangre peligrosamente bajos.

En tercer lugar, Atkins rebaja significativamente la presión sanguínea, en cuyo caso podría presentarse una sobredosis de medicamentos. Si usted está tomando actualmente alguno de estos medicamentos, necesitará consultar a su médico para ajustar la dosis.

Pídale a su médico que le haga un examen de lípidos, el cual le indicará sus niveles de colesterol, tanto del "bueno" (HDL) como del "malo" (LDL) y de sus triglicéridos, ya que estos indicadores suelen variar cuando usted cambia de dieta. La química sanguínea medirá el nivel de su glucosa (azúcar en la sangre) y el funcionamiento del hígado y de los riñones. Su médico también deberá medir sus niveles de ácido úrico. Como algunas personas creen—erróneamente—que hacer Atkins afecta negativamente esos niveles, usted podría arrepentirse más tarde de no haber hecho una medición previa a fin de compararla con los resultados que ha conseguido. Para una información más detallada, lea *La Nueva Revolución Dietética del doctor Atkins.*

No espere a hacerse los exámenes iniciales de laboratorio *después* de haber comenzado a hacer Atkins, pues podría pensar que si se presentan algunas anomalías, éstas son consecuencia de su nuevo estilo alimenticio. Usted bien podría tener unos niveles más altos de colesterol y de triglicéridos antes de hacer Atkins.

Su médico le revisará la presión sanguínea. La presión alta y el sobrepeso a menudo van de la mano. Una presión alta (también llamada hipertensión) le pone en alto riesgo de infarto y de enfermedades cardiacas y puede ser señal de altos niveles de insulina. ¿Qué sucede con la presión alta cuando se hace Atkins? Baja. No observará nada más rápidamente ni de modo tan consistente como la normalización de su presión sanguínea.

Nota: Las personas que tengan serios problemas renales no deberán hacer ninguna fase de Atkins, a no ser que cuenten con aprobación médica. Además, no se recomiendan las tres primeras fases de Atkins a mujeres embarazadas o en etapa de lactancia. Ellas podrán seguir la fase de Mantenimiento de por Vida pero no la de Inducción o ninguna de las otras fases de Atkins para perder peso.

HÁBLELE A SU MÉDICO ACERCA DE ATKINS

Cada vez son más numerosos los médicos que están bien informados acerca de Atkins y que apoyan la decisión de sus pacientes de seguir una dieta de carbohidratos controlados para adelgazar. Si su médico no está bien informado, le diremos cómo actualizarlo.

- **Sea proactivo.** Como paciente, de usted depende suministrar la evidencia necesaria para rectificar cualquier objeción que su médico pueda tener. Lea la sección "Derribando los Prejuicios," que contiene una lista de las ideas erróneas que todavía se tienen acerca del método

Atkins y que usted debería responder en caso de que su médico mencione alguna de ellas.

- **Suministre las pruebas.** Una vez que usted haya rectificado cualquier prejuicio sobre Atkins, es hora de suministrarle a su médico estudios científicos serios que comprueben los principios en los cuales está basado el método. Son demasiados para incluirlos aquí, pero pídale que lea las investigaciones que aparecen en el final del libro, las cuales son de suma importancia. Si quiere ver más investigaciones, visite la sección "La Ciencia Detrás de Atkins" en nuestro sitio en Internet www.atkins.com.
- **Haga un trato.** La mejor forma de rectificar cualquier objeción que su médico pueda tener no es con estudios sino con resultados. Dígale a él o a ella que usted hará Atkins por tres meses y luego irá a que le haga otro chequeo. Cuando su doctor vea que usted ha perdido peso, ha reducido sus niveles de colesterol y triglicéridos, ha bajado su presión sanguínea y que, en términos generales, se siente más optimista y con más energía en tan poco tiempo, usted habrá demostrado que tenía la razón.

➤ Responda sus Propias Preguntas

Como la forma de alimentación de Atkins es diametralmente opuesta al mantra predominante que nos han metido en la cabeza durante años de "pocas grasas, pocas grasas, pocas grasas," ha sido objeto de debate desde hace treinta y dos años, cuando se publicó *La Nueva Revolución Dietética del doctor Atkins.* El doctor Atkins desarrolló y siguió refinando lo que ahora se conoce como Método Nutricional Atkins, basado en sus observaciones, luego de haber trabajado durante más de cuarenta años con decenas de miles de pacientes.

En los últimos tres años se han realizado muchas investigaciones por parte de prestigiosas universidades y hospitales que comprueban la eficacia y la seguridad del Método Nutricional Atkins. Estas investigaciones, que han aparecido en muchas revistas especializadas en medicina y en nutrición, han demostrado que controlar el consumo de carbohidratos para perder peso es tan eficaz—y a menudo aún más—que reducir el consumo de grasas y de calorías. Además, dichas investigaciones han comprobado que aquellas personas que siguen Atkins o cualquier régimen bajo en carbohidratos mejoran notablemente el estado cardiovascular. Si tiene serias dudas acerca del camino que va a tomar, debería leer algunas de estas investigaciones. (Para una lista representativa, vaya a la página 382. Así mismo encontrará una lista completa visitando nuestro sitio en Internet www.atkins.com.)

➤ Derribe los Prejuicios

A pesar de la creciente cantidad de estudios e investigaciones, las opiniones cambian con lentitud. Es probable que haya escuchado comentarios negativos sobre Atkins por parte de sus amigos o de los medios. Encontrará que incluso algunos profesionales de la salud no están al tanto de dichos estudios. Todavía existen muchos mitos e ideas erróneos acerca de Atkins, aún cuando los estudios comprobatorios, los expertos y los practicantes son cada vez más numerosos. Lo que sucede es que los dogmas en materia nutricional tardan varios años en derrumbarse. Mientras esperamos a que aparezca nueva información en los medios convencionales, llamaremos las cosas por su nombre, a fin de despejar cualquier duda que pueda obstaculizar su compromiso ineludible de hacer Atkins. Queremos que se sienta seguro y le explique a los demás por qué el Método Nutricional Atkins, respaldado por sólidas investigaciones científicas, es la forma más saludable de alimentarse.

El aspecto más importante que hay que tener claro es que la comida que usted consume cuando hace Atkins es sorprendentemente cercana a lo que comían nuestros ancestros: carne, pescado y aves; frutos secos, semillas y bayas; legumbres y hortalizas. Los cavernícolas hubieran reconocido todos estos alimentos. (Aunque usted no comerá semillas ni frutos secos durante las dos primeras semanas de la fase de Inducción, esos serán los primeros alimentos que incorporará a su dieta, al igual que las bayas.) Sin embargo, nuestros antepasados lejanos no hubieran sabido qué hacer con todas esas cajas llenas de azúcares, harinas blancas y alimentos procesados que se encuentran en los supermercados actuales. Cuando uno tiene en cuenta que los cambios evolutivos tardan millones de años en producirse en el cuerpo humano (piense en la desaparición paulatina de la muela del juicio o de los huesos de la cola), es apenas lógico concluir que nuestra fisiología se ajusta mucho mejor a una dieta semejante a la que tenían nuestros antepasados. Es claro que el cuerpo humano todavía no está en condiciones de aceptar carbohidratos procesados y llenos de azúcar: nuestra epidemia de obesidad y diabetes es la dolorosa confirmación.

Ahora que usted ya sabe cómo responder a la pregunta "¿Por qué hacer Atkins?," aliméntese entonces con los alimentos verdaderos y naturales que la Tierra provee: su organismo fue diseñado para absorberlos y utilizarlos debidamente. Usted podrá tener otras preguntas aparte de ésta, pero se sorprenderá de la cantidad de cosas que las personas suelen decir de Atkins. Veamos parte de la desinformación que le pueden dar acerca del Método Nutricional Atkins:

Prejuicio 1: *La lipólisis/cetosis es peligrosa.*
Realidad: La cetosis no es nada peligrosa; es el término médico para designar la quema de cetonas—resultado de la lipólisis—cuando usted quema grasas para obtener energía. Su organismo tiene dos sistemas para proporcionar energía: uno funciona con glucosa (también conocida como azúcar en la sangre) y el otro con grasa. Debido a la forma en que comemos en nuestra cultura, la gran mayoría de personas utiliza el sistema que quema glucosa. Cuando su organismo no recibe suficientes carbohidratos de los alimentos que consume y quema para obtener energía (uno sólo tiene

reserva para dos días en las células), comienza a quemar grasa, incluida la del cuerpo. Este proceso de utilizar grasa en lugar de glucosa es perfectamente natural, seguro y deseable. Quemar grasa en lugar de glucosa para darle energía a su cuerpo es la razón por la cual usted pierde peso cuando hace Atkins. La cetosis ocurre básicamente en las fases de pérdida de peso del Método Nutricional Atkins, cuando los carbohidratos son reducidos al máximo.

Muchos médicos confunden la cetosis con la cetoacidosis, condición que puede causar la muerte a diabéticos que tomen insulina. Los dos términos son semejantes, pero esa es la única relación que tienen. La cetosis es simplemente una forma para decir que su cuerpo está quemando grasas almacenadas en lugar de glucosa como fuente primaria de energía.

Prejuicio 2: *Tanta carne, quesos y mantequilla le elevará los niveles de colesterol.*
Realidad: De hecho, es justamente lo contrario. La mayoría de personas que hacen Atkins presentan una disminución de las partículas menos densas de LDL, las cuales causan depósitos en las arterias y un aumento en el colesterol "bueno" (HDL) que protege su corazón. Además, con Atkins también disminuyen notablemente los niveles de triglicéridos. Cuando se sigue una dieta baja en grasas (que necesariamente será alta en carbohidratos), los triglicéridos (que son otro tipo de grasa sanguínea) aumentan y el HDL disminuye. Esto es precisamente lo que usted no quiere que ocurra. En los últimos dos años, los resultados de in-

vestigaciones que comparan a personas que siguen el método Atkins con aquéllas que siguen dietas bajas en grasas han demostrado ampliamente lo que muchos médicos observan en sus prácticas: el riesgo de contraer enfermedades del corazón disminuye considerablemente con Atkins. Algunas investigaciones han demostrado que la combinación de triglicéridos altos y de un HDL bajo—y no el colesterol total—puede ser el principal antecedente de una enfermedad del corazón o un paro cardiaco.

Prejuicio 3: *El método Atkins no es saludable porque no se pueden consumir frutas ni vegetales.*
Realidad: Falso. Con el Método Nutricional Atkins, usted obtendrá más nutrientes de vegetales y de frutas que si sigue la típica dieta americana. Quienes no han leído los libros del doctor Atkins suelen creer—erróneamente—que todo el programa consiste en la primera fase (Inducción). Es cierto que en la primera fase usted no podrá comer frutas y limitará los vegetales a tres tazas al día, pero la Inducción dura apenas dos semanas. El objetivo es reducir drásticamente la cantidad de azúcar que entra al flujo sanguíneo y hacer que usted comience a perder peso. Se recomienda el consumo de verduras ricas en nutrientes como el brócoli, la espinaca o la col rizada. De hecho, usted puede consumir dos tazas de verduras para ensalada, una taza de otras verduras como brócoli y medio aguacate, consumiendo así las cinco porciones recomendadas por el Departamento de Agricultura de los Estados Unidos.

Tan pronto pase a la fase de Pérdida de Peso Progresiva (PPP), usted podrá añadir bayas. En las últimas fases del Método Nutricional Atkins podrá comer más verduras y frutas; la única restricción es que se concentre en las verduras más ricas en nutrientes. Para cuando esté en la fase de Mantenimiento de por Vida, al igual que muchísimas personas, usted podrá comer prácticamente cualquier alimento de origen vegetal, aunque se recomienda moderar la cantidad y frecuencia de aquellas verduras y frutas que contengan más carbohidratos.

Prejuicio 4: *Si hace Atkins, no tendrá que hacer ejercicio.*
Realidad: Falso. El ejercicio es parte integral del Método Nutricional Atkins. La combinación del consumo limitado de carbohidratos y de una actividad física constante hará que se vea delgado y saludable. No es una parte opcional del Método Nutricional Atkins: hacer ejercicio es obligatorio para el bienestar y para maximizar y mantener la pérdida de peso, y también ayuda a tonificar su cuerpo, haciendo que desaparezca cualquier rasgo de flacidez como consecuencia de las libras que perdió. (Las personas obesas también pueden comenzar con programas de bajo impacto, como ejercicios de silla o aeróbicos acuáticos, luego de contar con la aprobación del médico.)

Continúe con su rutina de ejercicios durante la primera semana de Inducción. Si desea aumentar la intensidad de la actividad física, puede hacerlo en la segunda semana. Para aquéllos que no estén haciendo ejercicio, es recomendable que vayan pensando qué tipo de actividades serían las más apropiadas una vez terminen la primera fase de Inducción. En el Capítulo 8 encontrará más información para establecer un plan de entrenamiento físico.

Prejuicio 5: *Consumir tanta proteína filtra el calcio de los huesos e interfiere con la absorción de calcio.*
Realidad: Éste es otro prejuicio que ha sido desmentido. Cuando esté en la Inducción y pierda el exceso de agua, su organismo producirá un poco más de calcio en la orina de lo usual, pero su nivel volverá a ser normal y no tendrá ningún efecto a largo plazo. Experimentos recientes con personas mayores han demostrado que llevar una dieta rica en proteínas no sólo no debilita los huesos, sino que los fortalece si se acompaña con un suplemento de calcio, tal como lo recomienda el método Atkins.

Prejuicio 6: *El exceso de proteínas es nocivo para los riñones.*
Realidad: Éste es probablemente el prejuicio más infundado de todos. No existe absolutamente ninguna evidencia de que este prejuicio sea cierto; no hay siquiera un estudio que demuestre que un programa nutricional alto en proteínas y bajo en carbohidratos sea perjudicial para los riñones. Sin embargo, hay estudios que comprueban que consumir demasiadas proteínas puede ser perjudicial para alguien que tenga problemas renales. Si usted sufre de alguna afección renal grave,

tendrá que reducir significativamente el consumo de proteínas y probablemente no debería seguir el método Atkins sin previa supervisión médica.

Prejuicio 7: *La única razón por la cual funciona Atkins es porque se consumen menos calorías.*
Realidad: Si se consumen menos calorías cuando se hace Atkins, esto se debe a que las personas sienten menos hambre y ya no están obsesionadas con la comida ni tienen ansiedad de carbohidratos. Con el Método Atkins no hay restricción de calorías. Usted puede comer tantos alimentos permitidos como necesite para sentirse satisfecho, pero tampoco es una licencia para atiborrarse de comida. Si usted limita los carbohidratos tal como se lo hemos recomendado, le aseguramos que perderá peso.

Descubrí que mis gustos cambiaron con Atkins. La ansiedad que sentía desapareció y los postres azucarados ya me saben demasiado dulces. Otro aspecto que ha cambiado es mi actitud hacia las personas escépticas. Yo prefería evitar las discusiones y más bien les decía a los demás que estaba siguiendo una dieta libre de azúcar. Ahora he obtenido información para convencer a mis oponentes. Me encanta hacer que los escépticos se vuelvan partícipes, casi tanto como que el sastre estreche mi ropa.

Paul McDougal, perdió 25 libras

Prejuicio 8: *Casi todo lo que se pierde con Atkins es agua, no grasa.*

Realidad: Durante los primeros días, o incluso durante la primera semana de cualquier programa para adelgazar, una parte del peso que se pierde es simplemente agua. Poco después, el cuerpo se equilibra y restituye el agua perdida. Cuando usted sigue un programa alimenticio de carbohidratos controlados, su organismo pasa de quemar carbohidratos a quemar las grasas acumuladas, las mismas que engrosan su cintura y sus muslos. Luego de la primera semana, podrá estar seguro de que el peso perdido provendrá de las grasas. Sólo tiene que observar cómo desaparecen las pulgadas y cómo los *jeans* que antes le quedaban apretados ahora le entran sin ningún problema.

Así termina nuestra lección para educar a los escépticos. Esperamos que quedara resuelta cualquier duda o pregunta que usted pudiera tener. Si tiene otras inquietudes, encontrará más información en la Sección V: Las Preguntas Más Frecuentes.

Es muy posible que ya quiera comenzar a hacer Atkins, así que pasaremos a la Sección II: Cómo Hacer Atkins. ¡Adelante!

Antes de seguir adelante, llene la sección "En dónde estoy ahora." Cuando haya terminado, el Capítulo 4 le explicará cómo funciona la primera fase de Atkins (Inducción).

➤ Palabras para Reflexionar

Dedique un momento a responder estas preguntas y se alegrará de haberlo hecho. No sólo le ayudarán a entender mejor dónde está ahora; si lee las respuestas dentro de unas semanas o meses, tendrá una imagen más clara del progreso y de los cambios positivos que ha realizado en su vida. Y esa es la recompensa que no querrá perderse.

"DÓNDE ESTOY AHORA"

¿Alguna vez ha pensado que el cuerpo humano fue diseñado de este modo hace millones de años y que probablemente no está capacitado para consumir los alimentos que comen los americanos actualmente? ¿Ha pasado un día entero sin comer ni un sólo alimento procesado?

____

____

____

Evalúe sus conocimientos. Escriba una lista con todo lo que usted sabía o pensaba que sabía, o que haya escuchado sobre Atkins antes de haber leído este libro. Escriba *verdadero* o *falso* al lado de cada pregunta. Si escribe falso, explique por qué cree que es así.

____

____

____

Lea la lista y piense por qué razón hay personas que permanecen en la misma actitud mental o siguen haciendo las cosas del mismo modo y se vuelven tan reacias al cambio. ¿Qué es lo que motiva a las personas negativas? ¿Se considera una persona de mentalidad abierta? ¿Alguna vez se ha dicho, "Es que así se hace" o "Siempre lo hemos hecho así?"

____

____

____

SECCIÓN II.

Cómo Hacer Atkins

4 ▸ La Idea General

Yo conducía un camión todo el día y me alimentaba de comidas rápidas y golosinas mientras repartía mercancía. Una clienta me habló de Atkins y me regaló el libro La Nueva Revolución Dietética del doctor Atkins, *así como algunas vitaminas de Atkins. Ella me dijo, "Intenta con Atkins por catorce días y algo cambiará en tu vida." Me sentí comprometido con ella y comencé dos días después. Sorpresivamente, no sentí ansiedad de carbohidratos. Aunque al principio me sentí fatigado, sabía que eso era normal y que era señal de que mi nuevo estilo alimenticio estaba funcionando. Luego de unas pocas semanas, comencé a sentirme mejor de lo que nunca antes me había sentido desde mi época de secundaria, y al cabo de once meses había perdido 195 libras. Empecé a hacer ejercicio. Ahora corro y levanto pesas. Antes, iba a ver a mis amigos jugar softball. El verano pasado me pidieron que reempla-*

zara a un jugador que no había llegado. Era la primera vez que lo hacían. Además, conocí a una chica con la que tengo una relación estable. Perder peso me ha abierto a un nuevo mundo y sé puedo seguir por el resto de mi vida con mis nuevos hábitos alimenticios.

Donnie Moore, perdió 195 libras

Bien, ahora que usted entiende por qué funciona Atkins, es hora de entrar en materia. Está a un paso de aprender cómo utilizar este método seguro e increíblemente eficaz para perder esas libras de más de una vez por todas. Así que comencemos. El Método Nutricional Atkins tiene cuatro fases cuidadosamente programadas: Inducción, Pérdida de Peso Progresiva, Premantenimiento y Mantenimiento de por Vida. Es muy importante que siga estas cuatro fases del programa. Si está haciendo Atkins porque quiere perder peso rápidamente en vez de cambiar para siempre su forma de comer, muy probablemente usted volverá a ganar el peso perdido y su esfuerzo habrá sido en vano. Recuerde, esto no es una dieta, es un programa de por vida para obtener una salud excelente.

La primera fase, **Inducción,** es el período crucial durante el cual su metabolismo cambiará y usted comenzará a perder peso. Si limita el consumo de carbohidratos a 20 gramos netos provenientes de verduras, su cuerpo agotará las reservas de carbohidratos en cuarenta y ocho horas y pasará gradualmente a quemar las grasas acumuladas para obtener energía. La fase de Inducción dura un mínimo de dos semanas, pero si usted quiere perder bastante peso puede permanecer en esta fase durante varios meses. Durante las dos primeras semanas comerá pescado, aves, huevos, carne de res, tofu y otros alimentos ricos en proteínas. También podrá consumir tres tazas de verduras para ensalada (con un aderezo bajo en carbohidratos) o dos tazas de verduras bajas en carbohidratos como brócoli, calabacín o una larga lista de otros alimentos que encontrará en la página 82. También podrá comer tres onzas de queso (una onza equivale aproximadamente a una tajada de queso o a un cubo de una pulgada) y medio aguacate al día. Luego de las dos semanas de Inducción podrá comer una onza de frutos secos o semillas, que equivale aproximadamente a un puñado (Vaya a la sección "En Pocas Palabras" en la página 164), siempre y cuando no interfiera con su pérdida de peso. (Volveremos a explicarle esto en la "Lista de Alimentos Aceptables" en el próximo capítulo.)

Es importante que tome dos suplementos nutricionales: un complejo de vitaminas y minerales y otro de ácidos grasos, durante y después de la fase de Inducción. De hecho, complementar sus comidas con vitaminas, minerales y ácidos grasos es parte fundamental de Atkins. El Método Nutricional Atkins ha formulado específicamente suplementos, que están disponibles en tiendas de productos naturales y en nuestro sitio en Internet www.atkins.com, a fin de respaldar las necesidades nutricionales de aquellas personas que lleven un estilo de vida de carbohidratos controlados. También es esencial establecer una rutina de ejercicios (vaya al Capítulo 8). Hacer Atkins es como sentarse en un banco de tres patas. Usted necesita seguir un programa alimenticio bajo en carbohidratos, hacer ejercicio con frecuencia y tomar vitaminas y minerales para que todas sus necesidades nutricionales estén satisfechas. Aunque usted consumirá alimentos integrales, no existe ninguna garantía de que vaya a obtener todos los nutrientes que necesita de ellos. Cualquier persona que haya seguido la típica dieta americana corre el riesgo de tener una insuficiencia nutricional, porque el suelo en que crecen nuestras plantas está muy empobrecido. Además, necesitamos fuentes alternas de nutrientes porque nuestros organismos están recibiendo toxinas ambientales todo el tiempo.

La segunda fase del Método Nutricional Atkins se llama **Pérdida de Peso Progresiva,** PPP. Durante esta fase, usted continuará consumiendo alimentos ricos en proteínas y grasas, además de verduras para ensalada y otras que son aceptables. Pero usted también irá agregando semanalmente carbohidratos ricos en nutrientes provenientes de otras legumbres, quesos, bayas y otras frutas bajas en ácido glucémico como ciruelas, toronjas (pomelos), frutos secos y probablemente hortalizas, dependiendo de cómo afecten su pérdida de peso. Usted puede hacer esto aumentando su dosis diaria de carbohidratos netos en cinco gramos, hasta que deje de perder peso por más de una semana. Cuando llegue a ese punto, reducirá cinco gramos y entonces deberá encontrar su límite personal de carbohidratos, es decir, el número de carbohidratos netos que usted puede consumir diariamente mientras sigue adelgazando, y que llamaremos Nivel Crítico de Carbohidratos de Adelgazamiento (NCCA). La cifra oscila entre 40 y 60 gramos de carbohidratos netos para la mayoría de las personas. Usted permanecerá en PPP hasta que esté dentro de 5 a 10 libras de su peso propuesto.

Premantenimiento. Es la tercera fase del Método Nutricional Atkins y consiste en lo que expresa la palabra; es el último período de "práctica" para adoptar este nuevo estilo alimenticio que lo mantendrá saludable y delgado por el resto de su vida. El objetivo del Premantenimiento es retardar su pérdida de peso a un nivel casi imperceptible, para que sus nuevos hábitos alimenticios se arraiguen profundamente. Cada semana, usted añadirá 10 gramos de carbohidratos netos o se dará el lujo de comer de 20 a 30 gramos adicionales de alimentos ricos en nutrientes dos veces por semana, siempre y cuando siga adelgazando gradualmente (menos de una libra por semana). Si deja de perder peso, reduzca esa cifra en 5 o 10 gramos hasta que vuelva a adelgazar. Ése será su límite comprobado de carbohidratos, el número de gramos que usted consumirá diariamente hasta que alcance su peso propuesto.

La última fase del Método Nutricional Atkins se llama **Mantenimiento de por Vida.** De nuevo, el término lo define todo. Ésta será la forma de alimentación permanente que le ayudará a mantener su peso propuesto por el resto de su vida. Cuando llegue a esta fase, usted disfrutará de una variedad de alimentos aún más amplia. Por supuesto que siempre evitará las comidas blancas "basura," pero podrá distribuir su cantidad permitida de carbohidratos entre una amplia gama de cereales integrales, verduras y frutas. La mayoría de las personas pueden mantener su peso consumiendo entre 45 y 100 gramos de carbohidratos netos al día. Alguien que haga ejercicio durante una hora o más diariamente o que realice un trabajo que implique un esfuerzo físico podrá consumir una mayor cantidad. Este número mágico es su Nivel Crítico de Carbohidratos de Mantenimiento (NCCM), el número de carbohidratos netos que puede consumir sin ganar ni perder peso. En este sentido, los hombres y las personas jóvenes tienen una ventaja, ya que las personas mayores y las mujeres en la menopausia tienden a tener un NCCM más bajo. Los genes también juegan un papel importante.

Éste es el Método Nutricional Atkins en pocas palabras. Suena bastante fácil de hacer, ¿no es cierto? Ahora que ya sabe cuál es la idea general, dedicaremos el resto de la Sección II, así como la Sección III de este libro, a llevarlo, paso a paso, a través de las dos primeras semanas de Inducción. Hablaremos de nuevo sobre las fases subsiguientes del Método Nutricional Atkins en la Sección IV, justo antes de dejarlo preparado para un rápido y placentero viaje hacia un ser más delgado, fuerte y energético.

➤ Las 20 Reglas de la Inducción

Como dijimos anteriormente, la Inducción dura catorce días pero también puede mantenerse en ella por meses. Es sumamente importante seguir las instrucciones y no confundir las dos primeras semanas de la fase de Inducción del Método Nutricional Atkins con el programa completo. Si usted crea su propia versión o "hace trampa," corre el peligro de extraviarse: no perderá peso de la forma en que debería, podría sentirse mal o terminará por concluir que Atkins no funciona, desperdiciando así la oportunidad de su vida. Así que podríamos volver a "repensar" esto: haga de cuenta que las dos primeras semanas de Atkins son la época ideal para adquirir un compromiso total, época durante la cual usted se dedicará a su nuevo estilo de vida con cuerpo y alma.

¿Está listo? Aquí están las reglas. Memorícelas como si su vida dependiera de ellas:

1. **No se salte las comidas.** Coma tres comidas normales al día, o cuatro o cinco comidas más pequeñas.
2. **No deje que pasen seis horas sin comer.** Algunas personas necesitan comer un snack cada cuatro horas.
3. **Consuma la suficiente cantidad de proteína.** Coma pollo, pescado, mariscos, carne, huevos, y siéntase confortablemente satisfecho pero no repleto.
4. **Consuma una buena cantidad de grasas naturales y puras.** Éstas incluyen aceite de oliva, mantequilla, mayonesa, crema de leche y aceites de semillas, de frutos secos o de vegetales (preferiblemente prensados en frío) como el de ajonjolí, cártamo (alazor), linaza, nuez, canola

y maíz. También puede consumir margarinas libres de grasas *trans* (hidrogenadas), que encontrará en tiendas de productos naturales y en supermercados. Las grasas naturales también están presentes en alimentos como la carne, el pescado, las aves, los huevos y el queso.

5. **Evite cualquier tipo de aceites hidrogenados.** Se encuentran en la manteca y en casi todas de las margarinas, así como en la mayoría de los alimentos horneados procesados. Usted no consumirá estos alimentos ricos en carbohidratos durante la Inducción y, de hecho, debería eliminarlos permanentemente de su dieta.
6. **No consuma más de 20 gramos de carbohidratos netos al día.** La mayor parte de esos 20 gramos deberán provenir de verduras para ensalada y otras (usted podrá comer tres tazas de verduras o de otras hortalizas, o bien dos tazas de ensalada más una de otras verduras. Vaya a la Lista Maestra en la página 81). También podrá comer una o dos porciones de algunos productos bajos en carbohidratos, siempre y cuando consuma un máximo de 20 gramos de carbohidratos netos diarios.
7. **No consuma frutas, pan, pasta, cereales, legumbres, vegetales con almidones o cualquier otro alimento que contenga azúcar o harina durante la fase inicial de la pérdida de peso.**
8. **A excepción de queso, crema o mantequilla, no consuma productos lácteos.**

9. **No coma frutos secos ni semillas durante las primeras dos semanas.** (Si permanece en la fase de Inducción, podrá añadir una onza de frutos secos y/o semillas en la tercera semana. Evite la mantequilla de maní u otros productos a base de frutos secos que sean hidrogenados. Las mantequillas no hidrogenadas se reconocen porque tienen una capa de aceite en la parte superior del envase y hay que agitarlas antes de consumirlas.)
10. **Consuma sólo los alimentos incluidos en la Lista Maestra** (página 81).
11. **Deje que su apetito sea su guía.** Coma cuando sienta hambre pero deténgase cuando se sienta satisfecho.
12. **Coma un pequeño snack bajo en carbohidratos si siente hambre entre comidas.**
13. **Si no siente hambre a la hora de alguna comida, coma un pequeño snack bajo en carbohidratos y acompáñelo con suplementos nutricionales.**
14. **No crea que algunos alimentos son bajos en carbohidratos.** Revise su contenido en cada paquete o utilice un contador de gramos de carbohidratos.
15. **Tenga cuidado con los carbohidratos ocultos cuando coma por fuera.** Los aderezos y las salsas suelen contener harinas, almidón de maíz y azúcar.
16. **Cuente cada sobre de edulcorante artificial como si fuera un gramo de carbohi-**

dratos netos. Utilice sucralose (Splenda®), sacarina (Sweet'N Low®) o acesulfame K (Sweet One®) para endulzar.

17. **Evite la cafeína del café, el té y las gaseosas.** El consumo excesivo de cafeína puede causar niveles inestables de azúcar en la sangre y le puede crear ansiedad de azúcar.
18. **Beba al menos ocho vasos de agua de ocho onzas al día.**
19. **Si tiene estreñimiento, tome una cucharada diaria de cáscaras de psyllium disuelta en una taza de agua.** También puede agregarle linaza en polvo a un batido o acompañar ensaladas o vegetales con hojuelas de salvado de trigo. No necesita incluir la fibra en su cuenta diaria de carbohidratos.
20. **Tome multivitaminas de buena calidad que contengan potasio, magnesio y calcio, así como un suplemento de aceites grasos esenciales todos los días.** No tome suplementos de hierro, a no ser que tenga una deficiencia de este mineral.

➤ Palabras para Reflexionar

Una vez más, estas preguntas han sido elaboradas para ayudarle a llevar un registro de su progreso con Atkins. Si usted no sabe cuál es su peso exacto, es hora de subirse a la báscula y anotarlo. Las mediciones e indicadores de la salud serán útiles para evaluar sus resultados, a la vez que le servirán de inspiración para mantenerlo concentrado en alcanzar sus metas. Si está desagradablemente sorprendido por las cifras que escribe, relájese: usted ha decidido hacer Atkins y ya ha dado el paso más importante en el camino para lograr una mejor salud y un cuerpo más delgado.

Cuál es su...

Peso actual: ______________________

Peso ideal: ______________________

Talla actual de ropa: ______________________

Talla ideal de ropa: ______________________

Pecho: ______________________

Cintura: ______________________

Caderas: ______________________

Antebrazos: ______________________

Muslos: ______________________

Colesterol total: ______________________

Colesterol LDL: ______________________

Colesterol HDL: ______________________

Triglicéridos: ______________________

Presión sanguínea: ______________________________

Glucosa (azúcar en la sangre): ____________________

Cuando usted mire las cifras de la semana pasada, evalúe . . .

¿Cuánto ejercicio hizo?

____

____

____

¿Cómo ha sido su temperamento?

____

____

____

¿Cómo ha estado su nivel de energía?

____

____

____

¿Cómo ha dormido?

____

____

____

¿Ha sentido ansiedad de azúcar o de otros carbohidratos?

____

____

____

5 ➤ La Lista Maestra

Ya ha leído las reglas. En este capítulo sabrá cuáles son los ingredientes que necesita para poner dichas reglas en práctica y se familiarizará con la Lista de alimentos aceptables para la Inducción, la cual incluye alimentos deliciosos que podrá comer exclusivamente por lo menos durante las dos semanas siguientes. Es posible que tenga que leer la Lista varias veces, pues hay muchos alimentos que le han recomendado no comer en el pasado, cuando usted ha intentado perder peso con esas dietas bajas en grasas. No tiene que llamar al oculista. Los alimentos que verá en la Lista realmente le ayudarán a perder peso... definitivamente.

Aunque sabemos que no siempre es posible, le recomendamos que consuma vegetales orgánicos (así como frutas, durante la última fase de Atkins), pues no han sido tratados con pesticidas ni fertilizantes artificiales. Así mismo, cerciórese de que la carne y las aves que consuma no hayan sido tratadas con hormonas, antibióticos o nitratos.

➤ Lista de Alimentos Aceptables en la Inducción

ALIMENTOS QUE NO NECESITA REDUCIR

- Pollo
- Pescado
- Mariscos
- Carnes rojas
- Huevos

Excepciones:

- Las ostras y los mejillones son más ricos en carbohidratos que los demás mariscos, así que no coma más de cuatro onzas al día.
- Las carnes procesadas como jamón, peperoni, salami, perros calientes y otros alimentos ligeros—así como algunos pescados—pueden ser curados con azúcar o estar rellenos de ingredientes que contengan carbohidratos.
- Evite los productos con base en carnes y pescados curados con nitratos; esta sustancia es cancerígena.
- Tenga cuidado con los productos que no sean enteramente de carne, pescado o caza, como la imitación de carne de cangrejo, los dedos de pescado, el pan de carne y todos los alimentos apanados.
- No consuma más de cuatro onzas diarias de vísceras.

ALIMENTOS QUE NECESITA LIMITAR EN LA INDUCCIÓN

Queso: 3 a 4 onzas por día

Todos los quesos contienen algún tipo de carbohidratos. Usted podrá consumir de 3 a 4 onzas diarias de quesos grasos, firmes, suaves y semicurados (por ejemplo, quesos tipo cheddar, suizo, gouda, de cabra, mozzarella y azules). Cuente una onza de queso como un gramo de carbohidratos netos. Los quesos crema ricos en grasa están permitidos, así como los quesos de soya o de arroz, pero revise el contenido de carbohidratos para que no consuma más de los cuatro gramos netos provenientes del queso.

No Están Permitidos:
- Queso cottage (requesón)
- Queso farmer (campesino)
- Queso ricotta
- Otros quesos frescos
- Quesos bajos en grasa o en calorías
- Quesos para untar procesados

Otros Lácteos

- Mantequilla (ilimitada)
- Crema doble, liviana o queso agrio: de 2 a 4 onzas (desde 4 cucharadas hasta media taza)

Verduras para Ensalada: 2 a 3 tazas

Usted puede comer de dos a tres tazas diarias de las siguientes verduras crudas:

- Alfalfa germinada
- Rúgula
- Repollo (col)
- Apio
- Achicoria
- Cebollino (cebollín)
- Pepino
- Daikon (rábano chino)
- Endivia
- Escarola
- Hinojo
- Jícama
- Lechuga (todas las variedades)
- Hierba de canónigo
- Hongos (champiñones) crudos
- Perejil
- Pimentón (pimiento)
- Radicchio
- Rábano
- Lechuga romana
- Cebolla verde
- Acedera
- Espinaca
- Tomate (jitomate)
- Berros
- Cualquier otra verdura

Verduras Cocidas: una taza al día

Usted puede comer una taza (medida una vez cocinadas) diaria de las verduras mencionadas, si la ensalada no supera las dos tazas. Algunas verduras como las espinacas o los tomates (jitomates), que se reducen significativamente cuando se cocinan, deberán ser medidos crudos. Las siguientes verduras son ligeramente más altas en carbohidratos que las verduras para ensalada:

- Alcachofa
- Corazones de alcachofa
- Espárragos
- Tallos de bambú
- Germinado de soya
- Hojas de remolacha
- Bok choy
- Brócoli
- Brócoli rabe o rapini
- Repollitos de bruselas
- Repollo (col)
- Coliflor
- Raíz de apio
- Acelga suiza
- Berzas
- Diente de león
- Berenjena
- Palmitos
- Col rizada
- Colinabo

- Puerros
- Quimbombó (ocra)
- Cebolla
- Calabaza
- Ruibarbo
- Sauerkraut (chucrut)
- Guisantes (arvejas, chícharos)
- Calabaza de espagueti
- Calabaza de verano
- Tomate (jitomate)
- Nabos
- Castañas de agua
- Zucchini o calabacín

Tenga en cuenta que ciertas verduras aparecen en ambas listas.

Acompañamientos

- Trocitos de tocino (bacon). Asegúrese que no contengan nitratos
- Queso rallado (aparece en su cuenta de queso)
- Huevos duros picados
- Hongos (champiñones) salteados (aparecen en su cuenta de vegetales)
- Especias y hierbas (siempre que no tengan azúcares agregados)

Aderezos

- Aceite y vinagre
- Aderezos preparados que no contengan azúcar

ni sirope de maíz (no deberían tener más de 2 carbohidratos completos por porción)

No Están Permitidos:

- Vinagre balsámico (contiene azúcar agregado)
- Vinagre de arroz con azúcar agregado
- Aderezos preparados con azúcar agregado

Condimentos Permitidos

- Caponata (Salsa de berenjena)
- Mayonesa (normal, que no sea baja en grasa)
- Mostaza (que no sea de miel)
- Rábanos picantes
- Pesto (luego de las dos primeras semanas de Inducción)
- Pepinillos (que no sean dulces)
- Salsa de soya (Tamari y otras sin trigo)
- Salsa Tabasco
- Tapanade (paté de aceitunas negras)
- Salsa Worcestershire

También se permiten las salsas bajas en carbohidratos como la de tomate (ketchup), la Hoisin y la agridulce que no tengan azúcar agregado. Revise siempre el contenido de carbohidratos. Una porción no debería contener más de 2 gramos de carbohidratos netos.

No Están Permitidas:

- Salsa barbecue
- Salsa de tomate (ketchup)

- Encurtido de pepinillos
- Vinagreta rusa
- Salsa de arándanos

Ninguna salsa que tenga azúcar agregado, sirope de maíz o harina, como la salsa para carnes (incluyendo las procesadas), etcétera.

Aceites

Usted puede utilizar cualquier tipo de aceite, especialmente el prensado o exprimido en frío. Utilice preferiblemente aceite de oliva o mantequilla, pero también puede utilizar margarinas hechas a base de aceites vegetales, mientras no contengan grasas *trans* (hidrogenadas).

Edulcorantes Artificiales

Los términos "sin azúcar," "libre de azúcar" o "no se ha agregado azúcar" no son suficientes. Le recomendamos los siguientes edulcorantes:

- Sucralose (conocida en el mercado como Splenda®)
- Sacarina (conocida en el mercado como Sweet'N Low®)
- Acesulfame-K (Sweet One®)

Nota: La mayoría de los chicles, mentas, jarabes y remedios en gotas para la tos están rellenos de azúcar o de otros edulcorantes que contienen calorías y por lo tanto deben evitarse. Sin embargo, existen muchos productos libres de azúcar.

Bebidas:

Asegúrese de beber un mínimo de ocho vasos de agua de 8 onzas al día. Esto incluye:

- Agua de filtro
- Agua mineral
- Agua de manantial
- Agua de la llave

Las siguientes bebidas son permitidas, pero deben tomarse como complemento a las 64 onzas de agua diarias.

- Café o té descafeinados
- Gaseosas dietéticas que contengan edulcorantes artificiales aceptables (no más de tres al día y asegúrese de contar los carbohidratos)
- Aguas seltzer (que no tengan calorías)
- Infusiones de hierbas (sin cebada ni azúcares agregados de frutas)
- Caldos o cubos claros (lea las etiquetas, no todas las marcas clasifican)
- Club soda

No Están Permitidos:
- Los sustitutos del café hechos con base en cereales
- Las bebidas que contengan alcohol

- Las gaseosas con cafeína
- Los jugos de frutas o de verduras

Alimentos Especiales

Todos los días, usted también podrá comer:

- De 10 a 20 aceitunas
- Medio aguacate pequeño
- Dos a tres cucharadas de jugo de limón o de lima (cuente 3 gramos de carbohidratos netos por dos cucharadas)
- Si permanece en Inducción después de la segunda semana, puede agregar una onza de frutos secos y/o semillas a su consumo diario

Nota: Ocasionalmente, estos alimentos hacen que la pérdida de peso sea más lenta en algunas personas y podrían eliminarse al comienzo. Si le parece que está adelgazando lentamente, modere el consumo de estos alimentos o suprímalos por completo.

Ingredientes Atkins Bajos en Carbohidratos Apropiados Para la Inducción

Los siguientes productos pueden ser útiles para acompañar sus comidas:

- Siropes sin azúcar Atkins Kitchen™ (Atkins Kitchen™ Sugar Free Syrups)

- Aderezos dulces Atkins® (Atkins® Sweet Dressings)
- Quiches y suflés instantáneos Atkins® (Atkins® Heat-and-Serve Quiches and Souffles)
- Salsa de tomate (ketchup) Atkins Quick Quisine™ (Atkins Quick Quisine™ Ketch-A-Tomato Sauce)
- Salsa barbecue Atkins Quick Quisine™ (Atkins Quick Quisine™ Barbecue Sauce)
- Salsa para carnes Atkins Quick Quisine™ (Atkins Quick Quisine™ Steak Sauce)
- Salsa Teriyaki Atkins Quick Quisine™ (Atkins Quick Quisine™ Teriyaki Sauce)
- Mezcla para hornear Atkins Quick Quisine™ (Atkins Quick Quisine™ Bake Mix)
- Mezcla instantánea para pan Atkins Kitchen™ (Atkins Kitchen™ Quick & Easy Bread Mix)
- Mezcla para pancakes y waffles Atkins Quick Quisine™ (Atkins Quick Quisine™ Pancake & Waffle Mix)
- Mezcla para muffins Atkins Quick Quisine™ (Atkins Quick Quisine™ Muffin Mixes)

Productos Preparados Atkins Bajos en Carbohidratos Apropiados para la Inducción

Es importante que usted consuma básicamente alimentos que no sean procesados, pero si no puede encontrarlos, si tiene muy poco tiempo para comer o le apetece un snack, algunos productos alimenticios bajos en carbohidratos pueden serle útiles. Los productos Atkins apropiados para la Inducción son:

- Barras Atkins Advantage™ (Atkins Advantage™ bars)
- Batidos instantáneos en polvo o en lata Atkins Advantage™ (Atkins Advantage™ Shakes)
- Barras para el desayuno Atkins Morning Start™ (Atkins Morning Start Breakfast Bars™)
- Pan tajado de Atkins Bakery™ (Atkins Bakery™ Ready-To-Eat Slice Bread)
- Cereal Atkins Morning Start™ (Atkins Morning Start™ Cereal)

Nota: No consuma más de dos porciones de alimentos alternativos bajos en carbohidratos durante la Inducción. Recuerde que también deberá contar los carbohidratos netos. Si tiene dificultad para adelgazar, podría reemplazar estos productos por proteínas y grasas enteras durante la fase de Inducción.

➤ Palabras para Reflexionar

Asegúrese de tener todo al alcance de la mano (y del refrigerador) para que pueda hacer Atkins adecuadamente. Responda las preguntas que aparecen a continuación. Usted ya sabe qué debe comer, así que no deje que el menú del restaurante lo tome desprevenido. Un poco de preparación puede ayudarle a evitar problemas y a alcanzar mejores resultados.

¿Ha escondido—o puesto fuera de su alcance—alimentos que contengan azúcar, harinas blancas y otros ingredientes procesados (comida basura)?

____

____

____

En caso negativo, ¿qué necesita hacer para no sentir tentación de estos alimentos?

____

____

____

¿Tiene suficientes alimentos bajos en carbohidratos en su refrigerador, congelador y despensa de cocina?

____

____

____

En caso contrario, ¿qué necesita comprar?

¿Ha pensado en los platos que preparará durante los primeros días de Atkins?

¿Cuáles snacks apropiados para hacer Atkins tiene a mano?

Si piensa comer por fuera, ¿ha pensado cómo va a manejar el menú del restaurante?

6 ➤ La Primera Semana con Atkins

Comencé la Inducción un sábado. Tengo que reconocer que me sentí pésimo durante las primeras treinta y seis horas, pero el martes me desperté sintiéndome como una nueva persona. Salté literalmente de la cama. El ansia que sentí durante la primera semana fue fuerte, pero seguí el libro al pie de la letra. En el decía, "Si tienes hambre, come," y eso fue lo que hice. Nunca me sentí con más energía ni mejor. Ahora comprendo que esto es como sentirse normal.

Bob Keown, perdió 63 libras

Cuando usted se embarca en los primeros días de su nuevo estilo de vida, probablemente esté lleno de ansiedad y de expectativas, y eso es apenas normal. Usted está haciendo un gran compromiso con el sueño de mejorar su salud, su energía, su sentido de bienestar y su apariencia.

Hablemos de algo real: la primera semana no será—y no es un juego de palabras—pan comido. Casi todas las personas que han completado la fase de Inducción le dirán que esos primeros días seguramente son los más duros. Así como dejar de fumar o curarse de alguna adicción, suprimir el consumo de azúcar (y también de cafeína) puede ser una transición difícil. Pero una vez que haya leído este libro, esperamos que entienda que superar la adicción a los carbohidratos es crucial para su bienestar y salud a largo plazo. Recuerde, usted hará una sabia elección que le permitirá llevar una vida más saludable.

➤ Antes Que Su Cuerpo Haga el Cambio

Recuerde que su cuerpo obtiene energía de dos fuentes primarias: las grasas y los carbohidratos. Su meta durante los primeros días de Atkins es hacer que su cuerpo pase de quemar carbohidratos (en forma de azúcar en la sangre), a quemar principalmente grasas, incluidas las corporales. Es así como usted perderá peso haciendo Atkins. Veamos entonces lo que puede pasar cuando comienza un nuevo estilo de vida y su organismo cambia su forma de producir energía. Es importante que entienda que todos tenemos metabolismos diferentes, es decir, que usted perderá peso a su propio ritmo. La mayoría de las personas experimentan lo siguiente:

1. **Usted no perderá peso inmediatamente.** Durante los primeros días de la Inducción, es posible que la

báscula no se mueva, pero poco después bajará. Eso se debe principalmente a que usted perderá el exceso de agua acumulado en su cuerpo. Esto ocurre al comienzo de cualquier programa para adelgazar, pero el efecto puede ser más potente con Atkins, ya que el cuerpo quema los carbohidratos acumulados durante los primeros días y mucha del agua retenida desaparece con ellos. Además, usted consumirá menos alimentos que contengan agua. (Cada molécula de carbohidratos contiene cuatro de agua).

2. **Usted sentirá ansiedad de carbohidratos.** Antes de que haya comenzado a quemar grasas y mientras su cuerpo esté agotando las reservas de carbohidratos, es probable que aún tenga que combatir la ansiedad que siente por los bagels, las galletas, las papas fritas y otras comidas ricas en carbohidratos durante algunos días. ¡Pero tenga por seguro que esto no durará! Manténgase firme y antes de que se dé cuenta verá que ya está del otro lado, libre de ansiedades y sintiéndose mejor que nunca.

➤ Posibles Síntomas Durante la Primera Semana

Casi todas las personas pasan por una etapa en la que combaten la ansiedad que sienten por ciertos alimentos, pero el espectro de los síntomas es muy relativo. Algunos sienten otros pocos síntomas o tal vez ninguno, y otros reaccionan de formas diferentes. Es muy improbable que usted sienta todos los síntomas que enumeraremos a continuación, pero queremos que entienda lo que puede suceder y lo que usted podría hacer para mitigarlos. Lo más importante es tener presente que estos síntomas son perfectamente normales y que sólo son temporales. Cada organismo reacciona de un modo diferente a los cambios. Usted podrá sentir o no síntomas de abstinencia de carbohidratos, dependiendo de cómo hayan sido sus hábitos alimenticios.

Síntoma: *Abstinencia de carbohidratos reflejada en fatiga, mareos, dolor de cabeza, irritabilidad o escalofrío.*

Causa: Algunas personas sienten estos síntomas usuales debido a la suspensión repentina de un alimento al que eran, consciente o inconscientemente, adictos. Muchas personas son adictas—sin darse cuenta—a muchos alimentos que consumen diariamente. Es probable que usted sienta uno o más de estos síntomas. Los alimentos más susceptibles de causar dependencia son la cafeína, el azúcar, el trigo y otros que pueden alterar rápidamente los niveles de azúcar. Si usted experimenta abstinencia a los carbohidratos, los síntomas podrán aparecer al final del primer día de hacer Atkins. En el peor de los casos durarán cinco días, pero en términos generales son manejables y normalmente desaparecen al tercer día.

¿Qué hacer? *Opción 1:* Pare en seco y manténgase firme. Por malo que pueda parecer en primera instancia, sentir los síntomas de abstinencia es una buena señal. El proceso de abandono normalmente termina al tercer día, y luego usted se sentirá mejor que nunca.

Opción 2: Si no puede abstenerse completamente, deje la adicción (o adicciones) gradualmente, suprimiendo primero el azúcar y las harinas refinadas de su dieta durante cuatro días, y luego regrese a la Inducción. Mientras más fuertes sean los síntomas de abstinencia, mayor será su ganancia cuando suprima los alimentos que los ocasionan.

Si los síntomas continúan, disminuya el ritmo de adelgazamiento hasta que su cuerpo se adapte, e incorpore una porción de verduras en cada una de sus comidas diarias. Alternativamente agregue una o dos onzas de frutos secos o semillas, las cuales le darán algunos carbohidratos. Además, están llenas de grasas saludables, son más recomendables que las verduras y son el snack perfecto entre comidas. Los frutos secos salados pueden aumentar el sodio, el cual disminuye la pérdida de agua, lo que podría ocasionar un agotamiento de minerales. Aunque es posible que su cuerpo se adapte durante la segunda semana, no existe ninguna razón para que se sienta débil ni enfermo siquiera por un día. Consuma pocos carbohidratos una vez que los síntomas hayan desaparecido.

Síntoma: *Fatiga, debilidad o mareos y debilidad progresiva (debilidad repentina o pesadez en las piernas cuando sube escaleras o cualquier otra superficie).* Son muy pocas las personas que experimentan estos síntomas al final de la primera semana de Inducción, luego del efecto diurético inicial. (En ese lapso la debilidad ya no se deberá a la abstinencia de carbohidratos.)

Causa: Uno o más de estos síntomas suelen significar que la pérdida de peso está ocurriendo demasiado rápido para su metabolismo. La pérdida rápida de agua puede dejarlo sin minerales como calcio, magnesio y potasio, también llamados electrolitos. Ellos juegan un papel importante en el mantenimiento del equilibrio corporal. La sudoración a causa del calor y/o de ejercicios intensos puede agravar estos síntomas.

¿Qué hacer? Si está haciendo Atkins como es debido, deberá estar bebiendo un mínimo de ocho vasos de agua al día, así como suplementos nutricionales, lo cual reducirá la posibilidad de que aparezcan dichos síntomas. Si hace mucho ejercicio o la temperatura es muy alta, usted necesitará más líquidos y sus vitaminas deberán ser ricas en minerales. Comience a ingerir suplementos si no lo está haciendo. También puede consumir caldos salados o alimentos ricos en potasio como perejil, aguacate, espinaca, brócoli, almendras y semillas de girasol para reponer los minerales que haya perdido. Coma tres comidas completas o cuatro o cinco pequeñas al día. Recuerde que no deberá saltárselas así no sienta hambre, y cómase un snack entre comidas si siente el estómago vacío. Si adelgaza rápidamente, puede ingerir más de 20 gramos de carbohidratos netos diarios y consumir más ensalada o vegetales.

Síntoma: *Calambres en las piernas.* Algunas personas sienten calambres en las piernas durante la primera semana de Inducción, casi siempre en horas de la noche.

Causa: Los calambres en las piernas se deben a la pérdida de electrolitos, producida por la deshidratación.

¿Qué hacer? Si está tomando vitaminas y minerales y todavía le dan calambres en las piernas, podrá tomar otro suplemento mineral o aumentar la dosis de calcio y de agua.

Nota: Si sigue sintiendo molestias luego de varios días, le recomendamos que visite a su médico para ver si los síntomas se deben al estreñimiento o a otro problema que no esté relacionado con el programa Atkins.

PICAR ENTRE COMIDAS

Los snacks pueden ser el arma secreta para controlar su peso, siempre y cuando consuma alimentos bajos en carbohidratos.

A los americanos les gustan tanto los snacks y las golosinas que usualmente obtienen alrededor del 25 por ciento de las calorías de comida basura como las papas fritas, las cuales tienen muchas calorías, carbohidratos vacíos y prácticamente carecen de nutrientes. Los snacks dulces también son bastante populares. Según la Snack Food Association, las ventas de esos productos superan los 30 billones de dólares al año. ¿Habrá que preguntarse entonces por qué más de la mitad de los americanos y casi un tercio de la población infantil son obesos?

Normalmente, los snacks son manufacturados con ingredientes baratos y altamente refinados como harinas blancas, jarabe de maíz y azúcar blanca. Aún peor, son ricos en grasas *trans*, también conocidas como aceites vegetales parcialmente hidrogenados, una sustancia muy peligrosa, responsable de obstruir las arterias. Aquí están algunas estrategias para que las ponga en práctica:

- **Conozca al enemigo.** Si es consciente del daño que pueden ocasionarle esas comidas, evítelas. Los carbohidratos "malos" están repletos de grasas hidrogenadas altamente nocivas y de sabores y preservativos artificiales. Leer las etiquetas bastará para no tocar esos productos.
- **Haga una purga en su despensa.** Usted no comerá comida basura si no la encuentra. Puede que sus hijos se quejen inicialmente, pero la comida basura no es buena para usted, para ellos, para nadie. Si usted les da ejemplo, les será más fácil imitarlo.
- **Evite ciertas secciones.** La mayoría de los snacks están concentrados en secciones que los seguidores de Atkins no deberían visitar. Evite también las cajas registradoras donde haya estantes con golosinas.

Hacer Atkins no significa que no pueda picar entre comidas. Al contrario, comer snacks entre comidas le ayudará a mitigar el hambre y así no se atiborrará en la próxima. Las alternativas que tendrá, deliciosas, saludables y bajas en carbohidratos, no son pocas: los palitos o tajadas de queso son prácticos y sabrosos; las aceitunas están llenas de grasas saludables; una barra de Atkins Advantage ™ podrá satisfacer cualquier ansiedad de dulce. Si quiere un snack adecuado y que lo sacie, pruebe una sopa instantánea baja en carbohidratos; una presa de pollo; una porción de roast beef o cualquier otro snack de carne. Pero lea las etiquetas para evitar los carbohidratos agregados.

Si le gustan los alimentos crocantes, pruebe chicharrones de soya bajos en carbohidratos o palitos de apio con queso crema. Una vez que haya completado las dos primeras semanas de la Inducción, podrá disfrutar de gran variedad de semillas, frutos secos o de palitos de apio con mantequilla de maní. (Vaya a "En una Cáscara de Nuez," en la página 162.)

Si le encantan los chocolates—¿a quién no?—las barras de mantequilla de maní y chocolate de Atkins Advantage™ o los batidos instantáneos Atkins™ son otras deliciosas opciones.

Durante la segunda fase, conocida como Pérdida de Peso Progresiva (PPP), usted disfrutará de snacks como bayas con crema. Cuando pase a la fase de Premantenimiento podrá aumentar el consumo de carbohidratos y comer toronjas (pomelos), kiwis, cerezas, manzanas y melón, preferiblemente con queso o también frutos secos. Si quiere un snack divertido en un día caluroso, coma uvas congeladas o un helado hecho con limonada casera y edulcorantes artificiales.

Mis primeros dos días con Atkins fueron terribles. Nunca había fumado, tomado alcohol ni consumido drogas, así que no sabía lo que era un síndrome de abstinencia. Me dieron temblores y me sentí tan mal que estuve al borde de renunciar. Pero todo el tiempo me decía, "No, no puedo hacerlo," así que me esforcé y pude seguir. Al final del segundo día me sentí bien. De hecho, dormí mejor y me sentí con más energías durante el día. Me sentí con tanta vitalidad que empecé a caminar tres millas diarias.

Evelyn Velásquez, perdió 51 libras

Síntoma: *Estreñimiento.* La irregularidad puede ser un síntoma común durante la primera semana del Método Nutricional Atkins.

Causa: Cualquier cambio repentino en la dieta puede producir esto, tal y como usted lo habrá notado cuando ha intentado otra dieta o cuando se va de viaje.

¿Qué hacer? Recuerde que la regla número 19 de la Inducción es tomar un suplemento rico en fibra para combatir el estreñimiento. Otras opciones son las cáscaras de psyllium, las semillas de linaza molidas y el salvado de trigo integral que podrá encontrar en cualquier tienda de productos naturales (vea también "Combatiendo el estreñimiento" en la página 105). Tome líquidos en abundancia, haga ejercicio y aumente gradualmente la cantidad de fibra que consume hasta que desaparezca el estreñimiento.

COMBATIENDO EL ESTREÑIMIENTO

Puede que usted realice un cambio drástico en sus hábitos alimenticios cuando comience la fase de Inducción. Su cuerpo necesitará un poco de tiempo para adaptarse y por lo tanto podrá sentirse estreñido. La irregularidad ocurre cuando se tienen menos movimientos intestinales de los habituales o cuando la deposición es dura, seca y difícil de evacuar. Otros síntomas del estreñimiento son los calambres, la inflamación, el dolor de cabeza y de espalda y el aletargamiento.

La irregularidad puede presentarse por varias razones. Sin embargo, y en términos generales, se debe a tres razones principales:

1. Por consumo insuficiente de fibra
2. Por no beber suficiente agua
3. Por no hacer suficiente ejercicio

El Factor Fibra

La fibra dietética es simplemente la parte de los alimentos de origen vegetal que no se digiere. La fibra absorbe el agua y le da volumen a la materia fecal a la vez que la suaviza. La mayoría de los vegetales son una fuente excelente de fibra; usted comerá tres tazas diarias durante la Inducción. Sin embargo, si siente estreñimiento, es probable que esté consumiendo menos fibra de la que necesita.

Y bien, ¿está comiendo una amplia variedad de verduras? Es factible que no esté consumiendo la fibra necesaria, aun si consume tres tazas de verduras al día. Verduras como la lechuga romana y la repollada son relativamente bajas en fibra. Le recomendamos que utilice varias clases de lechuga y de otras verduras como berros, rúgula y espinaca en sus ensaladas, además de otros crudos y crocantes como los pimientos verdes o la zanahoria. La porción de fibra por taza aumentará considerablemente.

Seleccione cuidadosamente otras verduras de la lista permitida. El brócoli, la coliflor, los espárragos, las habichuelas (ejotes), las arvejas y la col son muy ricas en fibra.

¡Brinde!

Es esencial beber al menos 64 onzas de agua al día si quiere prevenir el estreñimiento. Es posible que esté bebiendo menos agua de la necesaria. No se deben consumir jugos, leche, ni sodas durante la Inducción. También debería suspender o reducir las bebidas con cafeína como el café, el té y las colas, lo que quiere decir que tendrá pocas opciones en materia de bebidas a excepción del agua. Además, es posible que no se haya dado cuenta que esté bebiendo menos agua de la que necesita.

Procure beber más agua (natural o mineral) y cámbiese al café y té descafeinados. Existe una gran variedad y encontrará muchos sabores diferentes. También puede consumir caldo de res o de pollo. Beber una taza media hora antes de las comidas tiene la ventaja adicional de reducir el apetito.

¡Muévase!

La fibra y los líquidos son muy eficaces para prevenir y aliviar el estreñimiento, pero serán más efectivos aún si los combina con el ejercicio. Es curioso que los médicos sepan de su eficacia pero que desconozcan la causa de ésta. Se cree que el ejercicio ayuda a conducir más rápidamente los alimentos a través del tracto intestinal y también ayuda a tonificar los músculos abdominales utilizados en el proceso de evacuación. No importa si usted sufre de estreñimiento o no, hacer ejercicio todos los días es una parte esencial de Atkins, así que es hora de incorporarlo a su estilo de vida.

Ayuda Adicional

Si está consumiendo más fibra por medio de verduras y no siente ninguna mejoría, ingiera semillas de linaza molidas para aliviar el estreñimiento. Este excelente remedio natural lo puede conseguir en cualquier tienda de productos naturales. Vierta dos cucharadas pequeñas en un vaso de agua y beba al final de la tarde; lo más seguro es que vea los resultados a la mañana siguiente. También puede consumir linaza y agregarla a la ensalada o mezclarla con una bebida rica en proteínas. Las hojuelas de avena o de trigo integral son buenas alternativas. Otra opción es un suplemento rico en fibra, hecho a base de psyllium que se conoce como Fiberall® y Metamucil®. No contiene azúcar y ayuda a formar masa. Todos estos productos vienen en polvo, cápsulas y galletas; consúmalos de acuerdo a las instrucciones. No ingiera laxantes químicos, de hierbas, ni suavizantes de la deposición, a menos que su médico lo recomiende, ya que estos productos pueden causar punzadas en el estómago, diarrea, y sus efectos podrían prolongarse por varios días.

Comience a Quemar Grasa

Es Hora de Cambiar

Usted sentirá los beneficios derivados de la quema de grasa y de un nivel de azúcar más estable alrededor del tercer día y es posible que dichos cambios sucedan de manera repentina. Algunas personas pueden tardarse una semana para sentir esto. Lo cierto es que el paso decisivo tendrá lugar en ese entonces. Ya no sentirá obsesión por la comida, desaparecerán las punzadas de hambre y la acidez estomacal, su energía aumentará significativamente, su digestión mejorará y también dormirá mejor. Muchas personas declaran haber sentido tanto brío y energía como en su juventud. Otras manifiestan haberse sentido más despiertas y calmadas. Algunas incluso han experimentado un período de euforia. Otras dicen que es la primera vez que recuerdan haberse sentido normales.

Tienes que esforzarte realmente durante las dos primeras semanas. Me sentí débil y terrible durante la primera, pero una vez pasaron catorce días me sentí como otra persona: estaba llena de energía y perdí 12 libras.

Luann Lockhart, perdió 75 libras

Cada Persona Pierde Peso a un Ritmo Diferente

Aunque todas las personas son distintas, es normal que usted pierda entre cuatro y ocho libras durante las dos primeras semanas de Inducción si se sigue el programa al pie de la letra. Algunas personas han perdido un poco más, otras menos. Los hombres pierden normalmente entre 4 y 8 libras y las mujeres entre 3 y 6. Aquellas personas que sean muy obesas pueden adelgazar más rápidamente que aquéllas que tengan propósitos más modestos. Sin embargo, hay que entender que los números mágicos no existen. Usted puede adelgazar rápida o muy lentamente, pero tenga la seguridad que perderá todo el peso de agua después de los cuatro o cinco días iniciales. De ahora en adelante, cada onza y cada pulgada que pierda serán exclusivamente de grasa.

No Se Obsesione con la Báscula

Por supuesto que su objetivo es adelgazar, pero pesarse varias veces al día o incluso una vez por día no va a marcar ninguna diferencia. Es preferible hacerlo día de por medio o dos veces por semana que todos los días, pues el peso normalmente fluctúa a lo largo del día e incluso de uno a otro. Muchas personas deciden no pesarse durante las dos primeras semanas para así llevarse una maravillosa sorpresa el día catorce. (¡La forma en que le quedará la ropa le dará algunas señales!).

¿Y Qué Si No Está Perdiendo Peso?

Si al cuarto o quinto día usted se pesa y nota que no ha adelgazado, mídase y vea si tiene menos pulgadas de diámetro. Si sus medidas siguen iguales, necesitará hacer más ejercicio. También debería asegurarse de estar ingiriendo una buena cantidad de grasas naturales y de no consumir proteínas en exceso. Si consume más grasas y menos carbohidratos, su organismo quemará grasa en vez de glucosa (azúcar en la sangre) para obtener energía. Las proteínas son cruciales para su alimentación, pero si consume demasiadas podrían dificultar la quema de grasas y detener la pérdida de peso. Coma hasta que se sienta satisfecho pero no atiborrado. Como se puede consumir más calorías y perder más peso con Atkins que con cualquier otro programa bajo en grasas, usted no tendrá necesidad de privarse de calorías. También podría comer poco y hacer que su metabolismo funcione de un modo más lento, y por ello es necesario comer al menos tres comidas diarias.

Así que no consuma demasiadas proteínas y asegúrese de ingerir una buena cantidad de grasas "buenas" como aceite de oliva y de pescado (si no le gusta el pescado, puede tomar cápsulas de aceite de pescado), mantequilla y quesos grasos en adición a las grasas que contienen las proteínas que consume. Usted debería adelgazar con estas pequeñas modificaciones. A muchas personas que han ensayado—y fracasado—dietas bajas en grasas antes de hacer Atkins les cuesta creer que no haya ningún problema en comer grasas. Creen que pueden mejorar el programa Atkins haciendo su propia versión baja en grasas. Lo cierto es que no sólo está bien consumir grasas, siempre que sean naturales y no hidrogenadas, sino que su consumo es esencial para quemar grasas.

¿Sigue Sin Perder Peso?

No se desespere. Vaya a la página 120, en donde discutimos una condición llamada resistencia metabólica y cómo superarla.

Les recomiendo a los demás ser completamente estrictos durante la Inducción, porque si hacen trampa estarán sellando su propia derrota. Si te excedes en los carbohidratos, sentirás más ansias de ellos y te será más difícil retomar el camino. Pero una vez lo hagas, es increíblemente fácil comer así para siempre.

Kerry Feather, perdió 60 libras

EL PODER DEL AGUA

Lo que usted ya sabe: Necesita beber ocho vasos de agua de ocho onzas todos los días.

Lo que usted no sabe: ¿Por qué?

Éstas son las razones para llenar su vaso de agua:

- Aunque no lo crea, usted correrá el riesgo de caer en un estado de semideshidratación si no bebe los ocho vasos de agua. Además, podría sentir fatiga y su metabolismo funcionaría de un modo más lento, lo que cobra más importancia aún si se trata de perder peso.
- El agua es un componente importante de los fluidos corporales como los jugos gástricos, la sangre y el sudor.
- Regula la temperatura corporal y transporta los nutrientes a través del cuerpo.
- Es vital para todas las funciones de los órganos y de los procesos celulares.
- Es esencial para la digestión y la evacuación. Beber una buena cantidad de agua también puede prevenir el estreñimiento (Vaya a la página 105).
- Ayuda a mantener el equilibrio del pH corporal.

VISUALICE LOS TAMAÑOS DE LAS PORCIONES
Comenzar su programa para perder peso es una buena ocasión para darse una idea de lo que significan los tamaños de las porciones que consumirá. De este modo, usted podrá controlar las cantidades y mantenerse en el programa.

Verduras

Porción:	Piense en:
1 taza de ensalada verde	Un puñado
½ taza de verduras cocidas	Una bola de helado

Proteínas y Quesos

Porción:	Piense en:
6 onzas de carne de res, pollo o cerdo	Dos juegos de naipes
1 onza de queso	Dos dados
1 onza de frutos secos	Dos bolas de ping pong o dos puñados pequeños de niño

Medidas

Porción:	Piense en:
1 cucharada	1 bolsa de té
1 cucharadita	1 dedal
1 taza	1 puñado o una bola de béisbol
¼ de taza	1 huevo grande

¡Es Hora de Felicitarle!

No importa si fue fácil o difícil, si perdió dos libras u ocho, usted superó la primera semana. Así que tómese un momento para darse una palmadita en el hombro. Se puso en acción e hizo que su plan funcionara. Ha dejado atrás la parte más difícil y todo lo que le espera es positivo. Mantenga la concentración, siga fiel a su plan; cada vez le será más fácil controlar los carbohidratos y muy pronto se sentirá y se verá mejor.

En el Capítulo 7, lo llevaremos a través de la segunda semana en el Método Nutricional Atkins y le diremos lo que habrá logrado al cabo de catorce días.

➤ Palabras para Reflexionar

Es hora de hacer otro balance para que sepa lo que ha conseguido luego de una sola semana con el Método Nutricional Atkins. Llene la información y responda las preguntas que encontrará abajo, correspondiente al día 7 de la Inducción. Volverá a hacer esto mismo el día 14, para que pueda comparar sus cifras y respuestas.

"DÍA 7: EN DÓNDE ESTOY HOY"

Peso: ____________________

Pecho: ____________________

Cintura: ____________________

Caderas: ____________________

Antebrazos: ____________________

Muslos: ____________________

Piense en la semana pasada:

¿Cómo se sintió? ¿Cómo está su nivel de energía?

____

____

____

¿Cómo durmió esta semana?

___

___

___

¿Lós primeros días fueron difíciles? ¿Qué día comenzó a sentirse mejor?

___

___

___

¿Sintió ansias esta semana? ¿Fue difícil resistirse a ellas?

___

___

___

¿Qué otros desafíos tuvo que enfrentar esta semana? ¿Cómo los abordó?

___

___

___

¿Se ha saltado comidas?

___

___

___

¿Comió tres tazas de verduras?

¿Tomó suplementos?

¿Bebió al menos ocho vasos de agua de 8 onzas?

¿Comió alimentos prohibidos?

Si lo hizo, ¿cómo le hicieron sentirse?

¿Fue capaz de mantenerse en línea?

¿Alguien hizo algún comentario acerca de que usted esté haciendo Atkins? ¿Qué respondió usted?

___

___

___

¿Cuáles estrategias le están funcionando? ¿Qué cambios necesita hacer?

___

___

___

¿Está a gusto con su progreso?

___

___

___

7 ➤ La Segunda Semana con Atkins

Algo que noté inmediatamente fue que antes de hacer Atkins mi hijo adolescente y yo comíamos muy rápido y sólo cocinábamos en el microondas. De repente, me vi obligada a preparar comidas para seguir el programa. Eso fue una verdadera bendición. Mi hijo y yo nos pudimos sentar a la mesa y comunicarnos realmente; eso nos ha acercado mucho.

Jan Baumer, perdió 19 libras

Ya está en la segunda semana de Atkins. Está siguiendo una rutina, se está sintiendo lleno de energía y cualquiera de los molestos síntomas que percibió durante la primera semana son cosa del pasado. Ya está listo para intensificar su régimen saludable o para comenzar a hacer ejercicio si no ha estado activo recientemente. Está sintiendo que controla su apetito y no al revés. Y lo mejor de todo, la grasa comienza a desaparecer. Así lo indican la cinta métrica, la báscula—su nueva amiga—y lo suelta que le queda su ropa. ¿Es una imagen acertada de lo que le está sucediendo?

Si así es ¡felicitaciones! Usted es una de las muchas personas afortunadas que seguramente perderán con el Método Nutricional Atkins esas libras de más que nadie quiere tener. Siga haciendo exactamente lo que ha hecho hasta ahora.

Sin embargo, no se desespere si no ha adelgazado. Primero, confirme todas sus medidas. Algunas personas pierden pulgadas sin perder libras (esto puede suceder en cualquier fase de Atkins). Si ese no es su caso, significa que usted se encuentra entre ese pequeño porcentaje de personas cuyos cuerpos son resistentes a perder peso, una condición denominada como resistencia metabólica. Como muchas cosas de la vida, eso no es nada agradable, pero le ayudaremos a superar varias de las causas que originan esta molesta tendencia.

➤ Causas de la Resistencia

La resistencia a la pérdida de peso puede deberse a varias razones, entre ellas los cambios de conducta o en el estilo de vida. Por ejemplo, si está comiendo demasiado puede aprender a moderar sus porciones. Si usted es una persona sedentaria puede buscar un tipo de ejercicio que le guste y que se ajuste a su estilo de vida. Las personas que tienen un nivel muy alto de insulina casi siempre son lentas, es decir que pueden perder muy poco peso (o ninguno) hasta que hayan logrado controlar los carbohidratos por un período de tiempo más prolongado que aquellas personas que tienen niveles normales.

Otra posibilidad es que usted adelgace lentamente durante la semana previa a la menstruación. Las ansias también pueden ser más agudas en este período. Sea paciente; la pérdida de peso probablemente se acelerará una vez que el período concluya.

Resolver otros problemas como una tiroides poco activa o problemas de peso causados por ciertos medicamentos (Vaya a "Medicamentos que Interfieren con la Pérdida de Peso" en la página 122) es un asunto un poco más complejo, pero usted podrá encontrar soluciones con la ayuda de su médico.

Hay tres cosas sobre las cuales nadie puede hacer nada: es imposible controlar la genética y la edad, así como la condición hormonal—la menopausia y la perimenopausia normalmente hacen que el metabolismo de la mujer sea más lento—o tiene una tiroides perezosa. En tales casos, usted tendrá que modificar sus expectativas, ya que es posible que no vuelva a tener el peso de antes o que se tarde más en adelgazar de lo que había pensado originalmente.

Otra causa bastante común para que su cuerpo se resista a perder peso es pasar de una dieta a otra, algo conocido como la dieta del yo–yo. Cuando usted sigue un patrón de perder peso para volver a ganarlo en varias ocasiones, su metabolismo se acostumbra a trabajar más despacio, protegiendo así las grasas almacenadas.

MEDICAMENTOS QUE INTERFIEREN CON LA PÉRDIDA DE PESO

Si está teniendo problemas para adelgazar, no subestime el contenido de sus medicamentos. Es evidente que las anormalidades metabólicas como la resistencia a la insulina pueden dificultar la pérdida de peso, pero la gran mayoría de las personas llegan a un punto muerto—en lo que a esfuerzos por perder peso se refiere—debido a los medicamentos que ingieren. **(Nota: bajo ninguna circunstancia deberá disminuir o eliminar medicamentos formulados sin la aprobación de su médico.)** Algunos de los factores que interfieren con la pérdida de peso son:

- **Los antidepresivos,** particularmente aquéllos que pertenecen a la categoría de los Inhibidores Selectivos de la Recaptación de Serotonina (ISRS), constituyen un serio obstáculo para adelgazar. Algunos efectos colaterales frecuentes de estos ISRS, tales como ansiedad, somnolencia, nerviosismo y dolor de cabeza, realmente producen deseos de carbohidratos. También se sabe que otras drogas psicotrópicas más antiguas—los antidepresivos tricíclicos—engordan.
- **El estrógeno** y la mayoría de las terapias de sustitución hormonal con hormonas sintéticas, incluyendo las píldoras anticonceptivas, pue-

den producir aumento de peso e inhibir la pérdida del mismo. Muchas hormonas estándar producen un predominio de estrógeno e interfieren con la pérdida de peso.

- **Los medicamentos para la hipertensión,** especialmente los diuréticos y los conocidos como betabloqueantes pueden hacer que su cuerpo se vuelva excesivamente resistente a adelgazar. Cuando usted pierde peso, su presión suele mejorar y su médico tendrá que reducir la dosis de medicamentos y evitar así el consumo excesivo de fármacos para la hipertensión.

Pregúntele a su médico sobre alternativas para éstos y otros medicamentos como los esteroides, los Agentes Antiinflamatorios No Esteroides y sobre las estatinas que puedan estar interfiriendo con su pérdida de peso. Insistimos en que nunca modifique ni disminuya los medicamentos sin consultar a su médico.

➤ Qué Hacer Frente a una Pérdida de Peso Lenta

Si usted no está adelgazando a un ritmo uniforme, quiere decir que su organismo es un poco lento para liberar las grasas almacenadas y que es posible que su pérdida de peso sea más gradual. Puede que llegue a un punto muerto si adelgaza con lentitud, y eso puede ser frustrante, ya que las libras simplemente se niegan a desaparecer. Sea paciente. No se deprima y, ante todo, no se rinda. Si usted presenta una resistencia metabólica extremada, tendrá que hacer algunos pequeños ajustes.

- **Mueva ese cuerpo.** Lo primero que debe hacer es prestarle atención a las recomendaciones del Método Nutricional Atkins acerca del ejercicio (vaya al Capítulo 8). Incorpore una nueva actividad física a su vida diaria siempre y cuando se sienta bien y no corra el riesgo de un síndrome de abstinencia. Muchas personas de todas las clases que siguen el Método Nutricional Atkins señalan que hacer varios tipos de ejercicio reactiva esa pérdida de peso que se hallaba en un punto muerto.
- **Asegúrese que no esté consumiendo más carbohidratos de los que cree.** Los carbohidratos se encuentran en muchos alimentos insospechados, como los aderezos para ensalada por ejemplo. Mida las porciones hasta que aprenda a hacerlo con la sola mirada. (Vaya a "Visualizar el tamaño de las porciones" en la página 113). Usted podría estar comiendo inadvertidamente porciones mayores y consumiendo más carbohidratos netos de los que cree. Otra buena idea es no comer mientras realice otra activi-

dad, como ver televisión o conducir. Es más difícil llevar la cuenta de lo que come si está concentrado en otra actividad. Comer mientras ve televisión puede llevarle a escoger alimentos inapropiados.

- **Suspenda los alimentos con más carbohidratos.** El siguiente paso que necesita dar es suprimir los alimentos más ricos en carbohidratos que se encuentran en la Lista de Alimentos Aceptables para la Inducción, como aguacate, aceitunas, limón, limonada, crema o crema agria, y no consumir demasiadas proteínas o muy pocas grasas o una combinación de estas dos. También puede reducir las porciones de queso. Los alimentos alternativos bajos en carbohidratos pueden ser un problema para las personas que tengan dificultades para adelgazar. Quizá necesite reducir una barra baja en carbohidratos a media, por ejemplo. Así mismo, busque los "carbohidratos ocultos" que desconocía anteriormente.

- **Reduzca el consumo de proteínas** si está consumiendo muchas. Cuando se consumen muchas proteínas en una comida, algunas de ellas se convertirán en azúcar en la sangre, y eso interfiere con la quema de grasas. Acostúmbrese a porciones de un tamaño razonable, ingiera comidas más pequeñas y hágalo con más frecuencia. Debería sentirse satisfecho pero no indispuesto luego de una comida. Comer más despacio le ayudará a saber cuando está lleno. Si no sabe cuánto debe comer porque ha comido excesivamente en el pasado, intente comer en cada comida menos de lo que acostumbraba. Si no siente hambre a los treinta minutos, notará la diferencia que hay entre la costumbre y el hambre real. Llegará un momento en el que usted sabrá cuándo dejar de comer y así podrá adelgazar.

- **Coma al menos tres comidas diarias.** Saltarse las comidas o dejar que pase mucho tiempo entre ellas (más de seis horas mientras esté despierto) disminuirá sus niveles de azúcar en la sangre, lo que puede producirle cansancio, nervios y hambre. Las comidas normales y los snacks bajos en carbohidratos lo mantendrán equilibrado y así habrá menos probabilidades de sucumbir a sus ansias de carbohidratos o de comer excesivamente durante su próxima comida. La mejor forma de evitar el exceso de comida es no dejar que le dé mucho apetito.

- **Si tiene estreñimiento, haga algo.** (Vaya a "Combatiendo el estreñimiento" en la página 105). Usted no sólo mantendrá su peso; el estreñimiento le producirá aletargamiento y usted sentirá menos deseos de hacer ejercicio.

- **Asegúrese de beber al menos ocho vasos de agua al día.** Tomar una buena cantidad de agua no sólo combate el estreñimiento sino que le ayuda a diferenciar el hambre de la sed. Es posible que sienta que su cuerpo le pida más comida, cuando realmente es agua lo que necesita. Una hidratación adecuada es necesaria para el funcionamiento apropiado de las reacciones químicas en el cuerpo, pero la deshidratación hará que éstas sean menos eficientes y la pérdida de peso podría ser más lenta.

- **No se exceda en el consumo de edulcorantes artificiales.** Si utiliza cinco sobres al día, usted estará consumiendo la cuarta parte de los carbohidratos permitidos, ya que cada sobre contiene casi un gramo de carbohidratos. No consuma más de tres sobres al día. Algunas personas descubren que consumir edulcorantes les dificulta romper con su adicción a los carbohidratos. Si aún siente ansias de dulce durante la segunda semana de Inducción, suprima todos los edulcorantes; es posible que las ansias disminuyan y que pierda peso de nuevo.

- **Suprima la cafeína.** Si usted es adicto a la cafeína y no está tomando café descafeinado, hágalo ahora mismo. El exceso de cafeína que se encuentra en el café, el té y las colas puede afectar los niveles de azúcar en la sangre, lo que le hará sentir ansiedad de dulce.

Lo importante es entender que la pérdida de peso es un asunto muy individual y que cada persona responderá de un modo diferente, así que consuma sólo 20 gramos de carbohidratos netos al día. Como todos los metabolismos y organismos son distintos, el Método Nutricional Atkins ha sido diseñado para individualizar sus gustos y necesidades. Si no está satisfecho con los resultados, haga algunos ajustes hasta que todo comience a funcionar en vez de abandonar el programa. Si tiene que reducir el consumo de carbohidratos para acelerar la pérdida de peso, puede incorporarlos de nuevo en una o dos semanas cuando su organismo esté quemando grasas de nuevo. Si consume 20 gramos de carbohidratos netos y no pierde peso, consuma 15 gramos por unos pocos días. Es decir, consuma el equivalente a tres tazas de ensalada y elimine otros alimentos que contengan carbohidratos. (Si, por el contrario, tiene que añadir una o dos porciones de carbohidratos para sentirse mejor, puede volver a los 20 gramos netos de carbohidratos cuando su organismo se haya adaptado a su nueva fuente primaria de energía.)

Las dos semanas iniciales de Inducción fueron difíciles. Me sentía irritado y somnoliento todo el tiempo. No tenía energías. Pero una vez superé mi adicción a los dulces, comencé a adelgazar y a sentirme muy bien, como nunca antes. Empecé a caminar al mediodía y así adelgacé más rápidamente, a la vez que me ayudó a combatir el estrés. Caminaba durante una hora, regresaba a mi oficina y comía pollo, albóndigas precocidas, cecina o frutos secos. Finalmente, empecé a escalar y así bajé a 240 libras, el peso que me había pro-

puesto. Una vez que logré ese peso, comencé a montar en bicicleta a la hora del almuerzo. Ahora peso 205 libras y quiero perder otras 25, así que monto 22 millas en bicicleta tres veces por semana a la hora del almuerzo y los otros días hago surfing y canotaje.

James Guilbeaux, perdió 100 libras

LA GLÁNDULA TIROIDES Y LA PÉRDIDA DE PESO LENTA

Una glándula tiroides que sea poco activa—condición médica conocida como hipotiroidismo—puede hacer más lento su metabolismo y dificultar la pérdida de peso. Entre otras cosas, su glándula tiroides regula la temperatura corporal. De hecho, la tendencia a sentir frío es uno de los primeros síntomas de una tiroides perezosa. Otros síntomas son el aumento de peso o la incapacidad para perderlo, caída del cabello, fatiga, aletargamiento, depresión, piel seca, estreñimiento crónico, uñas débiles, poca memoria y altos niveles de colesterol.

Al igual que otras hormonas, es natural que la producción de la tiroides disminuya ligeramente con el paso del tiempo; fácilmente, el 25 por ciento de los adultos sufren de una baja actividad de esta glándula. Los cambios en la producción de estrógeno durante la perimenopausia o la menopausia también pueden alterar el funcionamiento de la tiroides, al igual que algunos medicamentos como las píldoras anticonceptivas y el litio, entre otros.

Si sospecha que tiene una tiroides poco activa, consulte a su médico, quien probablemente le hará exámenes de sangre, específicamente el T3, T4 y el TSH (el de la hormona estimuladora de la glándula tiroides). Estos exámenes evalúan su producción de hormonas tiroideas T4 (también conocidas como tiroxina) y de la T3 (su cuerpo convierte la T4 en T3), así como el de la hormona TSH, la cual es producida por la glándula pituitaria.

Si todavía no ha terminado la segunda semana de Inducción, pase a la próxima sección cuando lo haya hecho.

➤ Es Tiempo de Decidir

¡Lo ha logrado! Ha terminado las primeras dos semanas del Método Nutricional Atkins y ha superado los obstáculos propios de la transición, está quemando grasas y se está sintiendo muy bien. Ésa es la razón por la que es apenas lógico hacer una evaluación al cabo de dos semanas.

Vaya a la página 137 y llene la hoja "Dónde estoy hoy" correspondiente al día 14. Responda las preguntas y regrese a esta página.

La primera decisión a tomar es obvia: ¿Debo seguir con el Método Nutricional Atkins? La segunda decisión es: ¿Debo pasar a la siguiente fase: la Pérdida de Peso Progresiva (PPP)? Algunos de ustedes, especialmente las personas que quieran perder poco peso, es decir unas 20 o 30 libras, estarán listas para pasar a la fase PPP (para más ayuda, vaya al Capítulo 9). Otros decidirán permanecer en la fase de Inducción. Si usted quiere perder mucho peso, puede continuar en la Inducción por seis meses adicionales o más. Si lo prefiere, también puede pasar a la PPP; eso depende de usted.

Nota: Usted no debería permanecer en la fase de Inducción a menos que haya alcanzado el peso deseado. Es fundamental que pase de una fase a la siguiente en el tiempo apropiado. Esto es vital para descubrir su tolerancia al consumo de carbohidratos, lo que a su vez es esencial para triunfar en el Mantenimiento de por Vida y para establecer mejores hábitos alimenticios.

➤ ¿Debo Continuar con el Método Nutricional Atkins?

Primero consideremos la pregunta sobre si debe continuar o no con Atkins. Creemos que la respuesta es obvia, pero quizá no lo sea para usted. Si está pensando en abandonar el Método Nutricional Atkins, le recomendamos encarecidamente que lo reconsidere.

Veamos, uno a uno, algunos de los motivos por los que las personas deciden no continuar:

1. Ya perdí suficiente peso
2. No he perdido suficiente peso
3. Extraño demasiado el pan, los cereales, las frutas, las papas y otros alimentos ricos en carbohidratos
4. Mis amigos o familiares me dicen que no es bueno hacer Atkins durante mucho tiempo

Analicemos estas excusas una por una:

1. Si ha perdido todo el peso que quería en tan sólo dos semanas, felicitaciones. Tal vez piense que puede seguir por su propia cuenta y que sólo bastará con tener cuidado con los carbohidratos. Aunque eso es precisamente lo que usted hará cuando llegue a la fase de Mantenimiento de por Vida, la experiencia nos ha demostrado que dos semanas no es tiempo suficiente para habituarse a una forma de comer completamente nueva. Es casi inevitable que termine por volver a sus viejos hábitos alimenticios. No habrá hecho un cambio realmente drástico en su estilo de vida y volverá a engordar. Pero si usted hace las tres fases siguientes de Atkins y reincorpora gradualmente la mayoría de los carbohidratos a su dieta, adquirirá esos hábitos alimenticios saludables que usted necesitará para mantener su nuevo peso por mucho tiempo.

2. O tal vez usted sea una de esas personas que no perdieron el peso que esperaban e inmediatamente pensará: "Oh, ésta es otra dieta que no funciona." Conoce a muchas personas que han adelgazado bastante y se siente frustrado porque usted no lo ha hecho. Por favor, créanos cuando le decimos que no está solo. O está bien, no nos crea; visite nuestra página en Internet www.atkins.com y encontrará experiencias exitosas escritas por personas que eran tan reacias a perder peso como usted, o tal vez más. También encontrará debates sobre carbohidratos bajos y podrá "chatear" con personas que han tenido los mismos obstáculos que usted. Piense si abandonar Atkins tan rápidamente y volver a sus viejos hábitos es un patrón de conducta que ha tenido en el pasado.

Lo cierto es que perderá peso si sigue el programa al pie de la letra, aunque le tome más tiempo que a otras personas. Encontrar un compañero que haga Atkins de su mismo sexo, edad, y que quiera adelgazar tanto como usted, puede ayudarle enormemente. También puede "reclutar" a su pareja. Recuerde que dos individuos nunca pierden peso al mismo ritmo, así que no espere que su progreso sea igual al de su compañero o compañera.

Otro asunto que debe tener en cuenta es que alimentarse de este modo tiene dos propósitos: adelgazar es sólo uno de los componentes del Método

Nutricional Atkins; mejorar su salud y disminuir el riesgo de contraer enfermedades es el otro objetivo primordial.

3. Si todavía siente ansias de consumir carbohidratos, puede deberse a varias razones.

- Está haciendo trampa y estimulando la montaña rusa de la insulina y por lo tanto desea más carbohidratos, pues sus niveles de azúcar en la sangre disminuyen.
- No está haciendo trampa pero está consumiendo 20 gramos de carbohidratos netos en una sola comida. Si tiene antecedentes de azúcar en la sangre, dicha cantidad puede ser excesiva y en ese caso necesitará repartir su dosis de carbohidratos a través del día.
- No está haciendo trampa abiertamente, pero está consumiendo carbohidratos ocultos en alimentos que usted no sabía que los contenían. Este tipo de carbohidratos abunda en alimentos procesados como enlatados, sopas instantáneas, aderezos, salsas tipo gravy y otras, verduras congeladas con salsas que contienen fécula de maíz, rellenos como sólidos suaves o azúcar. Los condimentos que suelen contener azúcar de una forma o de otra son la salsa barbecue, la salsa de tomate (ketchup), las salsas para sándwiches y la salsa Teriyaki. Si está consumiendo mayonesa dietética, crema agria o cualquier otro producto "dietético," una mirada a la tabla

de ingredientes le bastará para saber que la grasa ha sido reemplazada por azúcar para efectos de sabor. Lea cuidadosamente las tablas de información nutricional. Otra estrategia bastante utilizada es evitar todos los alimentos dietéticos o bajos en grasas, a no ser que especifiquen claramente que son bajos en carbohidratos y que no contienen azúcar agregado.

- Sus ansias no son ansias físicas causadas por niveles bajos de azúcar en la sangre sino hábitos firmemente arraigados que usted no está dispuesto a dejar. Es posible que necesite sentir el sabor del dulce, y eso lo podrá hacer con otras alternativas bajas en carbohidratos.

4. Tal vez le sea difícil alejarse de sus antiguos camaradas alimenticios, aquéllos que precisamente son los responsables de su problema actual, hasta tanto su organismo no pase a quemar grasas, lo cual tiene un efecto supresor del apetito. Recuerde también que la Inducción es la fase más restrictiva de Atkins. Usted podrá reincorporar, gradual y cuidadosamente, alimentos ricos en carbohidratos cuando pase a las fases más flexibles que terminan con el Mantenimiento de por Vida. Durante la fase PPP, uno de los primeros alimentos que podrá incorporar a su dieta serán las bayas. Es muy probable que pueda reincorporar cereales integrales, otras frutas y hasta una papa esporádicamente cuando esté en Premantenimiento.

Si obtiene buenos resultados pero siente que sus

amigos, familiares, o hasta su médico lo están presionando para que deje de hacer Atkins, vuelva a leer las secciones "Lo Que Dicen, lo Que Quieren Decir" en la página 48 y "Hablando con su Médico Acerca de Hacer Atkins." Lea también los estudios que aparecen en el final del libro. Si hace esto, usted disipará sus temores o los de cualquier detractor. Luego piense en los resultados que ha obtenido en términos de pérdida de peso y en lo bien que se siente luego de dos semanas de estar haciendo Atkins. A veces es necesario escuchar el propio cuerpo y la voz interior, y no el barullo de aquellas personas bien intencionadas pero desinformadas que están a su alrededor.

Cualquiera que sea el motivo por el que usted quiera dejar de hacer Atkins, le recomendamos que reconsidere todas las razones arriba mencionadas. Llegará el momento en que le encantará llevar un estilo de vida bajo en carbohidratos y usted podrá disfrutar de todos los beneficios que el programa Atkins tendrá en su vida.

➤ Palabras para Reflexionar

Llene los siguientes datos: son muy importantes. Responda también las preguntas que aparecen abajo, correspondientes al día 14 de la fase de Inducción. Compare estos resultados con los dos iniciales.

"DÍA 14: DÓNDE ESTOY HOY"

Fecha en la que comenzó a hacer Atkins: ________
Peso actual: ________
Libras perdidas: ________
Peso deseado: ________
Medida actual del pecho: ________
Pulgadas perdidas: ________
Medida actual de la cintura: ________
Pulgadas perdidas: ________
Medida actual de caderas: ________
Pulgadas perdidas: ________
Medida actual de antebrazos: ________
Pulgadas perdidas: ________
Medida actual de muslos: ________
Pulgadas perdidas: ________
Talla de ropa actual: ________
Talla de ropa deseada: ________

Piense en la semana anterior:

Cuando usted recuerda la semana anterior . . .

¿Cómo ha sido su carácter?

¿Cómo ha estado su nivel de energía?

¿Hizo ejercicio todos los días?

¿Hizo ejercicio por más tiempo esta semana?

¿Aumentó la intensidad del ejercicio esta semana?

¿Comió algunas verduras que no hubiera comido la semana anterior?

¿Ha dormido bien esta semana?

¿Ha sentido ansias esta semana? ¿Fue difícil resistirse a ellas?

¿Qué otros desafíos tuvo que enfrentar esta semana? ¿Qué hizo al respecto?

¿Alguien hizo algún comentario porque usted está haciendo Atkins? ¿Qué respondió?

¿Cuáles son las estrategias que le están funcionando? ¿Qué cambios necesita hacer?

____

____

____

¿Está contento con el progreso obtenido?

____

____

____

8 ➤ Muévase o Pierda

En condición de rector de una escuela de secundaria y como un antiguo atleta que promovió el bienestar y la buena salud, es imperdonable que llegara a pesar 323 libras a los treinta y ocho años. Gracias a Atkins, actualmente peso 218 libras, mi cintura pasó de medir 52 pulgadas a 38 y mi esposa me presenta como su "nuevo novio." Me siento mejor de lo que me he sentido en los dieciocho años anteriores. Volví a hacer una hora de ejercicio todas las mañanas, incluyendo esterilla, bicicleta estática y levantamiento de pesas. Sin embargo hay un problema: todo el tiempo tengo que comprar pantalones nuevos.

Tim Johnston, perdió 105 libras

Una vez que usted esté quemando grasas y se sienta en la cima del mundo, es hora de asegurar esa energía recién adquirida y utilizarla para lograr su propósito de tener una figura más delgada y saludable. Hacer Atkins ha transformado a muchos "adictos del sofá" en deportistas consumados. Esto se debe a la exitosa combinación del Método Nutricional Atkins con el ejercicio: el primero le ayudará a perder peso y le dará la energía que lo motivará a hacer ejercicio, lo que a su vez le permitirá adelgazar más y le proporcionará más energía aún, y así sucesivamente. Con esta combinación, usted gana o gana. Además, si no hace ejercicio con frecuencia ni controla el consumo de carbohidratos, usted no está haciendo el Método Nutricional Atkins como es debido y se estará privando de cosas muy importantes.

Nota: Consulte a su médico antes de comenzar a hacer cualquier tipo de ejercicio. Si tiene antecedentes de alguna clase de enfermedad cardiovascular o ha llevado una vida sedentaria, es obligatorio que consulte a un cardiólogo.

➤ Por Qué el Ejercicio <u>No</u> Es Negociable

Lo diremos una vez más: además de su nuevo programa alimenticio, usted debe incorporar alguna actividad física a su vida diaria. Uno de los prejuicios acerca del Método Nutricional Atkins es que no hay que hacer ejercicio. Eso no es cierto: el ejercicio es parte integral de Atkins y no puede ignorarlo. Si se ejercita todos los días, usted:

- Aumentará la quema de grasas y la pérdida de peso (incluso cuando esté descansando).

- Tonificará y fortalecerá sus músculos.
- Evitará que la piel se le arrugue debido a la pérdida de peso.
- Mantendrá niveles elevados de energía.
- Dormirá mejor.
- Su carácter mejorará.
- Reducirá el riesgo de lesiones.
- Le ayudará a combatir la aparición de diabetes, enfermedad coronaria, paro cardiaco, cáncer y prácticamente cualquier enfermedad grave que pueda existir.
- Contribuirá a mantener la masa ósea y a disminuir el riesgo de contraer osteoporosis, tanto en hombres como en mujeres.

En esta etapa, usted se concentrará básicamente en el beneficio número uno: en aumentar la quema de grasas y la pérdida de peso. Las otras razones serán válidas por su propio peso. Entre tanto, permítanos explicarle en más detalle cómo el ejercicio complementará su programa alimenticio y le hará adelgazar.

Cualquier tipo de ejercicio ayuda a formar o, por lo menos, a mantener la masa muscular y el peso. Muchas personas que tienen sobrepeso evitan levantar pesas porque temen obtener unos músculos más voluminosos que los harán parecer incluso más obesos. Éste es un prejuicio completamente infundado y más adelante nos ocuparemos de él.

Mientras tanto, queremos que entienda que formar masa muscular le ayudará a adelgazar. Una advertencia: cuando usted está ganando masa muscular, existe la posibilidad de que no sienta que esté adelgazando cuando se suba a la báscula; incluso, podría subir ligeramente de peso. Eso se debe a que los músculos son más densos que la grasa. Ya notará la diferencia en su cuerpo y lo bien que le quedará la ropa. Más importante aún, los músculos necesitan recibir más energía que las grasas. En otras palabras, al incrementar su masa muscular, quemará más calorías que cuando está descansando.

Esto quiere decir que el ejercicio le ayudará a perder peso de tres formas diferentes:

1. Es obvio: usted quemará más calorías cuando haga ejercicio.
2. Cuando termine de hacer ejercicio, su metabolismo permanecerá elevado por un período durante el cual usted quemará más calorías de las normales.
3. Una vez que aumente su masa muscular, su metabolismo comenzará a quemar grasas aun si está haciendo fila en el banco.

Seguro que usted ya estará de acuerdo en que no hay que pensarlo dos veces para hacer ejercicio. Así que sigamos y veamos lo que necesita hacer para empezar a moverse y a ejercitar ese cuerpo.

➤ Convierta el Ejercicio en su Aliado

Si no ha hecho ejercicio anteriormente o ha dejado de hacerlo, consulte primero con su médico. Si le dan luz verde, comience a caminar. No lo piense demasiado, no sienta temor ni espere a comprar zapatillas para comenzar. Simplemente hágalo. Póngase el reloj y salga de casa; camine durante quince minutos y vea cómo se siente. (Un consejo: haga ejercicio en las primeras horas del día en vez de engañarse diciéndose que lo hará más tarde. Nadie sabe qué distracciones puedan presentarse luego.) Aumente el tiempo y la intensidad del ejercicio de manera gradual, y propóngase permanecer en movimiento durante una hora diaria. ¡No se asuste! Puede dividir este tiempo caminando media hora, montando quince minutos en bicicleta, bailando, haciendo aeróbicos, corriendo o practicando cualquier otra actividad que aumente sus pulsaciones. También puede lanzar una bola de tenis contra la pared, subir y bajar las escaleras de su casa o hacer tareas domésticas a un ritmo vigoroso durante los quince minutos restantes.

Obtenga información sobre los ejercicios acuáticos o de silla; así podrá estar físicamente activo de una manera agradable e inofensiva. Es importante que comience lentamente y que aprenda a estirarse, a calentar y a enfriarse para evitar lesiones. Si va hacer un nuevo ejercicio o deporte, consulte con un especialista certificado para que le enseñe la técnica apropiada. De lo contrario, usted podrá sufrir un desgarre o una luxación y echar así por tierra su programa.

No importa lo que haga, simplemente hágalo. Lo más importante es que usted escoja las actividades que más le gusten o las que menos le disgusten. Al mismo tiempo que se va poniendo en forma, busque otras alternativas además de caminar; se le abrirá todo un espectro de posibilidades. Aquí tiene una lista de opciones:

- **Montar en bicicleta:** Usted puede aumentar fácilmente su pulso cardiaco y mantener sus articulaciones intactas si monta en bicicleta. Si tiene acceso a un gimnasio, escoja una bicicleta estática o reclinada, que son más suaves para la espalda y las caderas.

- **Correr:** Este ejercicio no es para todo el mundo. Si tiene un sobrepeso considerable, problemas en las rodillas o lesiones en los huesos, definitivamente esta actividad no es para usted. Sin embargo, correr es un desafío mayor que caminar y para muchas personas es una progresión lógica y emocionante. ¿Cómo saber si está preparado para correr? Si puede caminar rápidamente durante 45 minutos sin descansar, lo más probable es que esté preparado para hacerlo. Busque una rueda de andar (treadmill) o vaya a la pista atlética de alguna escuela o universidad. Las pistas al aire libre normalmente miden un cuarto de milla, están cerradas al tráfico y tienen una superficie ideal. Camine unas pocas vueltas o haga unos quince minutos en la rueda de andar a modo de calentamiento, luego intente otra vuelta o camine dos o tres minutos y corra despacio. También puede correr en las líneas rectas y caminar en las curvas que están en los extremos de la pista.

- **Nadar:** Si tiene artritis, dolores en las rodillas o quiere perder mucho peso, nadar es el ejercicio ideal. El agua sostiene su cuerpo y le da libertad de moverse en un ambiente libre de impacto. Si no le emociona mucho nadar solo, podría tomar clases de aeróbicos acuáticos (vaya al YMCA de su localidad o a un club deportivo). Nadar es una forma muy eficiente de hacer ejercicio, ya que se utilizan muchos músculos diferentes de manera simultánea.

- **Entrenadoras elípticas (elliptical trainers):** Encontrará estas máquinas en la mayoría de los gimnasios. Algunos modelos vienen con barras de mano que usted puede halar y empujar en coordinación con los pedales y trabajar así la parte superior del cuerpo. Las piernas se mueven en sentido oval o elíptico. Este ejercicio, que tiene un impacto muy leve, es suave, cómodo y una buena opción para alguien que tienda a sentir dolor en las rodillas o en cualquier otra articulación.

- **Escaladoras (steppers y stair climbers):** Definitivamente no son para todo el mundo. Estas máquinas son complejas de manejar y pueden agravar problemas de rodillas. Si usted comete alguno de los errores más usuales, como recostarse en la consola, dejar que los pedales toquen el suelo o saltar de un pedal al otro como un conejo, no obtendrá mayor beneficio y la presión en las muñecas podría aumentar el riesgo de síndrome de túnel carpiano. Sin embargo, es un ejercicio muy simple y eficaz si se utiliza correctamente. Estas máquinas ofrecen un verdadero desafío aeróbico y deben ser tratadas con cuidado por aquellas personas que no estén en forma o que no acostumbren a subir escaleras.

- **Remadoras (rowing machines):** Si tiene acceso a una de estas máquinas, inténtelo, pues ejercitan sus brazos y los músculos del tronco—una verdadera novedad en tantos gimnasios centrados en las piernas—al mismo tiempo que su pulso aumentará. Si se siente cómodo con estas máquinas, utilícelas para romper con la monotonía de otros ejercicios cardiovasculares.

- **Clases de danza o de aeróbicos:** Jazz, ritmos étnicos, hip–hop y kick boxing son algunas de las muchas opciones. Tome la danza que más le llame la atención pero recuerde: no tiene que mantener el ritmo sólo porque esté en un grupo. Haga lo que sea adecuado para usted. Si necesita ir más lentamente o hacer alguna modificación, hágalo. Si por el contrario, el ejercicio no es lo suficientemente intenso para usted, marque su propio ritmo.

- **Yoga:** Muchas personas creen que practicar yoga se trata básicamente de estirarse y de combatir el estrés. Puede serlo, pero dependiendo del tipo de yoga que practique o cómo lo aborde, también puede ser un increíble ejercicio anaeróbico y aeróbico, aunque fuerte. Algunas de las modalidades más conocidas de yoga—Power yoga, Ashtanga y Bikram yoga, por ejemplo—son rutinas vigorosas que elevan su pulso cardiaco y favorecen la formación de los músculos. Lo maravilloso acerca del yoga es que también incrementa la flexibilidad, ayuda a prevenir las lesiones y calma la mente. Además, no se necesitan ropas ni equipos especiales para practicarlo, y actualmente hay clases en todas partes. Si prefiere hacer yoga por su propia cuenta, abundan los videos y los libros.

- **Pilates:** Este ejercicio, único en su clase, se hace sobre una estera o en aparatos especialmente diseñados para hacer Pilates. Se necesita un instructor especializado y, aunque tome clases individuales o en grupo puede ser una actividad costosa. Así como el yoga, Pilates estira y fortalece su cuerpo y hace énfasis en la respiración. Es especialmente conocido por ejercitar y formar los músculos del tronco, incluyendo los abdominales y los de la parte inferior de la espalda. Los adeptos a Pilates dicen que es el mejor ejercicio que existe.

- **Bandas de resistencia:** Pueden ser utilizadas prácticamente en cualquier lugar y son una forma muy simple y efectiva de ejercitar sus músculos. Ya hacen parte de los equipos que se encuentran en la mayoría de los gimnasios. Al igual que las bandas de caucho de gran tamaño que suelen ser fabricadas con tubos y manijas recubiertas de espuma, las bandas de resistencia pueden utilizarse para fortalecer prácticamente cualquier músculo de su cuerpo. Se pueden conseguir en tiendas deportivas o por Internet y vienen en diferentes tamaños y niveles de resistencia. Encontrará información en libros, videos, con algún instructor deportivo, en un club deportivo cercano a su casa o en la YMCA.

- **Ejercicios de silla:** Para una persona mayor, débil o muy obesa, ésta puede ser la forma idónea de comenzar un programa de ejercicios. Aun sentado en una silla, usted podrá fortalecer sus músculos, prevenir la rigidez de las rodillas y otras articulaciones, mantener un cuerpo flexible, así como reducir el estrés mientras se estira. Hay ejercicios específicos para el cuello, los hombros, los brazos, la espalda, el estómago y las piernas. Los videos que ilustran estos ejercicios se consiguen con facilidad.

➤ El Yin y el Yang del Ejercicio

Quizá sepa que hay dos tipos de ejercicio: el aeróbico y el anaeróbico. Ambos son igualmente importantes y se complementan entre sí. En términos generales, comenzar a hacer ejercicios aeróbicos y luego incorporar los anaeróbicos de forma gradual es una buena idea, cuando se pasa de un estilo de vida bastante sedentario a uno más activo.

1. **La actividad aeróbica** es toda aquélla que aumenta su pulso y le hace consumir más oxígeno. Si la palabra aeróbico le trae a su mente mujeres con mallas moviéndose al ritmo de una música a alto volumen, le diremos que actividades como el golf, montar a caballo, el ping pong e incluso el baile pertenecen a la categoría de ejercicios aeróbicos. Puede ser que dichas actividades sólo incrementen modestamente el pulso cardiaco, pero suponen una mejoría increíble para una persona que está comenzando de cero. Una vez que usted haga ejercicio con frecuencia, sentirá tal diferencia que quedará "enganchado." Desaparecerán la rigidez o la sensación de dolor, su respiración mejorará y esas endorfinas relajantes llegarán a su flujo sanguíneo, dándole una sensación de bienestar sutil y natural.

   ¿Cuánto ejercicio necesita hacer? Como lo dijimos anteriormente, una hora diaria, todos los días. Sin embargo, si está comenzado de cero, puede iniciar con diez minutos diarios, después de consultarle a su médico.

   ¿Qué tan intenso debe ser el ejercicio? Puede medir sus pulsaciones con sus manos, con un monitor de pulso para mantener unos valores óptimos de pulsación **(Vaya a la página 152),** o prestándole atención a las señales de su cuerpo. ¿Se siente un poco sin aire? Lo normal es jadear ligeramente pero no respirar con dificultad. ¿Puede hablar? Debería ser capaz de hablar frases cortas pero no enfrascarse en largas conversaciones. ¿Se está esforzando mucho? Debería sentir que se está exigiendo pero no que está a punto de desplomarse.

CALCULE SUS VALORES ÓPTIMOS DE PULSACIÓN

Réstele su edad a 220 y luego calcule el 60 por ciento y el 70 por ciento del resultado. Matemáticamente, la fórmula se expresa de la siguiente manera:

(220 – Su edad) x 0.60 = Niveles normales más bajos de su pulsación.

(220 – Su edad) x 0.70 = Niveles normales más altos de su pulsación.

El cálculo para una mujer de cincuenta y ocho años sería:

220 – 58 = 162 x 0.60 = 97
220 – 58 = 162 x 0.70 = 113

Las pulsaciones de esta mujer deberían estar entre los 97 y los 113 latidos por minutos mientras haga ejercicio. Las personas muy obesas deben tener mucho cuidado, porque es posible que lleguen a su máximo valor tolerado con mucha rapidez. Quienes se encuentren en forma, podrán hacer los cálculos con una cifra superior al 70 por ciento.

---

2. **Los ejercicios anaeróbicos** son la otra cara de la moneda. Aunque usted puede y debe hacer algún tipo de ejercicio aeróbico diariamente, debe alternar la parte superior y la inferior del cuerpo con el ejercicio anaeróbico, para permitir que los tejidos musculares se recuperen entre los días de ejercicio. Por consiguiente, usted puede ejercitar todos los músculos de su cuerpo cada día de por medio. El ejercicio anaeróbico es cualquier clase de actividad física que no sea preponderantemente aeróbica. A esta categoría pertenecen los ejercicios que contribuyen a formar masa muscular como el levantamiento de pesas y los entrenamientos de resistencia. No crea que para ello se necesita un equipo de pesas completo ni trabajar con máquinas Nautilus; las flexiones de pecho, los abdominales, lanzar una pelota pesada o levantar latas de conservas son auténticos ejercicios anaeróbicos. Como lo señalamos anteriormente, otro prejuicio que existe acerca de este tipo de ejercicio es que aumenta el volumen de los músculos. Cualquier levantador de pesas le dirá que se necesita hacer este ejercicio moderadamente más de tres veces por semana para lograr una constitución semejante, pero usted no lucirá como un levantador de pesas así se ejercite intensamente todos los días. En cambio, obtendrá una silueta sutil y agradable, su ropa se le verá mejor, caminará con un aire más elegante y subirá escaleras con absoluta facilidad.

Aparte de formar masa muscular, este tipo de ejercicio le ayudará a quemar más calorías, incluso cuando esté descansando. El ejercicio anaeróbico juega un papel muy importante en la protección y en el fortalecimiento de los huesos, los cuales pierden densidad con el paso de los años. Levantar pesas y tomar una dosis suficiente de calcio (lo que muchos adultos no hacen, pero que usted hará con Atkins), es la mejor forma de prevenir la osteoporosis.

Una advertencia: es fundamental que usted haga ejercicios anaeróbicos de un modo correcto y que emplee las técnicas adecuadas. Consulte a un profesional, bien sea un entrenador de la YMCA, un buen libro o un video de ejercicios para que aprenda qué debe hacer y qué no, y evitar así una lesión en la espalda, los hombros, las caderas o en la ingle luego de su primera sesión.

Creemos que ahora ya se ha convencido de que hacer ejercicio con frecuencia es algo positivo; ya debería tener también alguna noción sobre el tipo de actividades que va a realizar. Esperamos que tenga por lo menos los bosquejos de un programa para hacer ejercicio casi todos los días, en los cuales haya incluido el levantamiento de pesas o el entrenamiento de resistencia, así como algún otro tipo de ejercicio anaeróbico. Es apenas justo que le demos algunas sugerencias acerca de cómo incorporar más actividad física a su vida con la menor cantidad de inconvenientes y asegurarnos que lo siga haciendo.

➤ Diez Sugerencias para Hacer Ejercicio

1. **Vaya a su trabajo caminando, corriendo o en bicicleta.** Es una buena forma de comenzar el día y de aprovechar su tiempo al máximo. Una ducha en su sitio de trabajo le facilitará esta rutina.
2. **Haga ejercicio a la hora del almuerzo.** Hacer ejercicio al mediodía aumentará su energía; la tarde se le irá volando.
3. **Haga ejercicio mientras ve televisión.** Así, es menos probable que aplace su rutina de ejercicios para ver su programa preferido. La televisión puede ser un incentivo, antes que un factor disuasivo.
4. **Haga ejercicio con amigos o compañeros de trabajo. Si usted utiliza el ejercicio para socializar, puede lograr dos metas al mismo tiempo. Hacer ejercicio en grupo es una forma excelente para conocer personas que tengan sus mismos intereses, así que vaya a los clubes deportivos de su localidad o tome clases en grupo que se acomoden a sus horarios.**
5. **Despiértese temprano.** La mañana es su mejor amiga. Con el paso de los días, descubrirá que ganará varias horas si hace ejercicio antes del amanecer.
6. **Haga ejercicio en su casa.** Si está haciendo ejercicio en su casa o sigue videos para ha-

cerlo, no necesitará encontrar ni el tiempo ni la motivación adicional de vestirse y subirse a su auto.

7. **Elabore un programa.** Seguir un horario es un arma poderosa en la batalla por permanecer concentrado. Programe su semana con anterioridad y escoja cuidadosamente los tiempos libres. Recuerde que es mejor comenzar el día con su rutina de ejercicios, en vez de aplazarla para más tarde.
8. **Haga citas de encuentro.** Intente el sistema en compañía. Si usted se compromete a encontrarse con alguien para hacer ejercicio en las primeras horas del día, es muy probable que le cumpla la segunda vez, luego de haberse quedado dormido y sentirse culpable por haberle incumplido a su compañero antes.
9. **Haga ejercicio antes de regresar a casa.** Si acostumbra regresar a casa durante las horas pico, podría ahorrarse tiempo durante esas horas de tráfico pesado si hace ejercicio cerca a su lugar de trabajo; por otra parte, no se sentiría culpable de dejar el ejercicio para última hora.
10. **Tenga claras sus prioridades.** Los beneficios del ejercicio no son necesariamente más importantes que otras experiencias valiosas que hay en la vida, como el tiempo que usted pasa con su familia y amigos. Utilice estas sugerencias para aprovechar al máximo el

tiempo que está con sus seres queridos. A la larga, el ejercicio prolongará su vida para que usted pueda pasar más tiempo con ellos.

Creemos haber explicado muy claramente la importancia de hacer ejercicio y le hemos dicho cómo hacerlo. Ahora le toca a usted; todo depende de usted. No deje que pase un día más sin caminar. Hágalo por su cuerpo, por su corazón, por sus seres queridos y, sobre todo, por usted.

➤ Palabras para Reflexionar

Ya sabe por qué necesita hacer ejercicio. Responda las siguientes preguntas, comprenda que usted puede hacer del ejercicio una parte integral de su vida y que es posible disfrutarlo.

¿Tuvo una mala "relación" con el ejercicio en el pasado? ¿Detesta hacer ejercicio?

____

____

____

Escoja las tres actividades físicas que más le gusten o las que menos le disgusten, entre aquéllas que usted ha realizado o de las que ha oído hablar. ¿Qué tipo de equipos, de lugar y de preparación necesita para hacer cada una de estas actividades?

____

____

____

¿Ha hecho ejercicio con un compañero o en grupo? ¿Sintió que el tiempo pasaba más rápido que cuando hizo ejercicio solo?

____

____

____

¿Qué le parece lo más difícil del ejercicio: siente cansancio, dolor, vergüenza, aburrimiento, le cuesta comenzar, sacar el tiempo o existe alguna otra causa?

¿Hay algo que pueda hacer esta semana y que le facilite hacer ejercicio? (Puede ser desde llamar a un amigo para programar una caminada o colocar las zapatillas y la ropa deportiva al lado de su cama para que se las ponga al despertar.)

¿Sabía que el ejercicio ayuda a mantener elevado el ritmo de su metabolismo incluso cuando ha dejado de moverse?

¿Sabía que al aumentar su masa muscular también aumentará para siempre su ritmo metabólico durante los períodos de inactividad, lo que a su vez le permite adelgazar de manera permanente?

---

9 ➤ ¿Permanecer o Seguir?

Mi mayor desafío fue evitar las tentaciones de las festividades. Aunque tenía el apoyo de mi familia, había tantos alimentos ricos en carbohidratos que sucumbí en Navidad y me sentí tan cansado al día siguiente que supe que no volvería a tener un desliz. He perdido 56 libras, pero he decidido consumir sólo 20 gramos de carbohidratos netos al día porque mi meta es perder 34 libras más. Mi nivel de energía se ha disparado y las migrañas y la acidez estomacal que sentía a diario han desaparecido. Incluso mi piel luce mejor.

Jason Shepherd, perdió 56 libras

Hablemos de lo siguiente: ¿Debería permanecer en la fase de Inducción o pasar a la fase de Pérdida de Peso Progresiva (PPP)? Creemos que la respuesta es bastante simple. ¿Se siente bien en la Inducción y quiere perder más libras indeseables? ¿Le parece que cada vez le es más fácil seguir en la fase de Inducción y está disfrutando los alimentos que está comiendo? Muchas personas deciden permanecer en la fase de Inducción por estas razones. Algunas creen que es más seguro seguir con un menú más limitado, pues temen que se saldrían del camino y echarían todo a perder si tuvieran un espectro más amplio de elecciones. Otra razón para permanecer en la fase de Inducción y seguir perdiendo peso relativamente rápido, se debe a una condición médica que hace del adelgazamiento una prioridad.

Adicionalmente, usted puede ser una de esas personas cuyo organismo es particularmente resistente a perder peso, es decir, que usted adelgazará de una manera relativamente lenta. Sabrá si se encuentra en esa categoría cuando haya leído el Capítulo 7. Si es así, usted puede beneficiarse permaneciendo en la fase de Inducción, pues su organismo tendrá tiempo para corregir los desequilibrios metabólicos que puedan haber surgido con el tiempo. Algunos de éstos son los desequilibrios del azúcar en la sangre, la adicción a los carbohidratos y las alergias. Una vez que se hayan corregido sus desequilibrios metabólicos, es muy probable que adelgace más rápido.

La buena noticia es que usted puede permanecer en la fase de Inducción por todo el tiempo que desee, siempre y cuando consuma carbohidratos ricos en nutrientes y tome suplementos vitamínicos y minerales, así como grasas esenciales.

Una vez dicho esto, vale la pena reiterar que el Método Nutricional Atkins es un programa compuesto de cuatro fases. Lo que usted come durante la Inducción no será lo mismo que comerá por el resto de su vida. Aquellas personas que permanecen en esta fase hasta que han alcanzado sus metas a veces tienen problemas para pasar al Mantenimiento de por Vida, pues no han aprendido cuáles alimentos deben consumir y cuáles necesitan moderar o eliminar. Ésa es la razón principal por la que hemos dividido el programa en cuatro fases diferentes.

EN UNA CÁSCARA DE NUEZ

Si usted decide permanecer en la fase de Inducción, la recompensa es que podrá añadir una onza de deliciosos frutos secos y semillas a su consumo diario y ver los resultados. Los frutos secos contienen proteínas, grasas y carbohidratos, pero un porcentaje significativo de los carbohidratos es fibra. Por supuesto que tendrá que contar los gramos de carbohidratos netos todos los días. La mayoría de los frutos secos no representan mayores peligros, sólo que las nueces de macadamia tienen el porcentaje más elevado de grasas en relación con los carbohidratos. Las castañas (cashews) y el maní (cacahuete) tienen un contenido ligeramente más alto de carbohidratos, así que inicialmente es preferible comer nueces de macadamia, almendras, pacanas (pecans), avellanas (hazelnuts), piñones y nueces de Castilla (walnuts). No se olvide de las semillas de calabaza, de girasol y de ajonjolí, pues todas ellas le dan un rico toque crujiente a las ensaladas y a las verduras cocidas.

Estos pequeños pero poderosos energéticos también contienen muchos nutrientes. Las almendras son una buena fuente de calcio. Las almendras, las semillas de girasol y las avellanas son particularmente ricas en vitamina E. Los frutos secos también contienen una larga lista de nutrientes adicionales como niacina, vitamina B6, ácido fólico, magnesio, zinc, cobre y potasio, además de varios fitoquímicos que contienen varios antioxidantes.

También puede recubrir las pechugas de pollo que vaya a hornear o a saltear y los escalopes de ternera o deditos de pescado con frutos secos y semillas molidas, en lugar de empanizarlos. Como todas las cosas buenas, los frutos secos y las semillas se deben comer con moderación.

Numerosos estudios han demostrado que el consumo frecuente de frutos secos y de semillas reduce significativamente el riesgo de contraer enfermedades coronarias. Los que así lo hacen tienen menos probabilidades de un paro cardiaco, ya que estos alimentos son muy saludables debido a todas las grasas monoinsaturadas que contienen. Quienes siguen dietas bajas en grasas suelen eliminar los frutos secos y con ellos una poderosa fuente de ácidos grasos omega y otros nutrientes.

Evite los frutos secos recubiertos de azúcar o miel. Una última advertencia acerca de los frutos secos y las semillas: al igual que con las papas fritas, es muy fácil comerlos sin parar. Nunca los coma directamente de un paquete o una lata grande. Más bien saque su porción y tome sólo la cantidad diaria permitida.

En Pocas Palabras

Ésta es la forma de calcular una porción de una onza para los siguientes frutos secos y semillas:

- 24 almendras
- 18 castañas (cashews)
- 20 avellanas (hazelnuts)
- 10 a 12 macadamias medianas
- 28 maníes sin cáscara
- 20 pacanas (pecans) en mitades
- 157 piñones
- 47 pistachos
- 14 nueces de Castilla (walnuts) en mitades
- 1 cucharada de semillas de calabaza
- Un puñado mediano de semillas de ajonjolí
- 3 cucharadas de semillas de girasol sin cáscara

➤ ¿Cuándo Es Tiempo de Pasar a la Fase de PPP?

¿Cómo puede saber con seguridad cuándo dar el salto de la Inducción a la PPP? Existen varias formas de saberlo:

- **Se está acercando a su peso ideal.** Es posible que ya haya perdido una buena parte del peso que quería. Si así es, es importante ir más despacio. Necesita hacer cambios graduales en sus nuevos hábitos alimenticios y en su nuevo y esbelto cuerpo. Al pasar a la fase PPP, comenzará a aproximarse gradualmente a su nivel personal de consumo de carbohidratos.

- **Está aburrido en la Inducción.** Ésta es otra buena razón para seguir adelante. El aburrimiento puede llevarlo a cometer deslices y eso hay que evitarlo a toda costa. Claro que es necesario que recuerde que pasar a la fase PPP no es sinónimo de descontrolarse. Sólo significa que usted puede comenzar, así sea lentamente, a aumentar el consumo de carbohidratos, una vez a la semana por ejemplo. Las reglas de PPP y de las fases subsiguientes están descritas en la Sección IV de este libro.

- **Quiere ampliar sus opciones alimenticias.** En este caso, la fase PPP probablemente sea la solución que está buscando, ya que es más flexible. Si está dispuesto a permanecer por más tiempo a cambio de comer una variedad más amplia de alimentos, hágalo. La decisión es enteramente suya y es otro ejemplo de la individualización que encontrará en Atkins.

- **Está desarrollando una mentalidad para resolver las cosas con rapidez.** Cuando las personas saben que es posible adelgazar rápidamente, tal como lo hacen durante la Inducción, algunas veces lo dan por sentado. Dejan de pensar en las condiciones que se requieren para establecer un compromiso de por vida con el Método Nutricional Atkins. El resultado de esta forma de pensar es la actitud propia de las dietas del yo–yo y la resistencia metabólica a adelgazar. Puede que usted pierda peso más lentamente durante la PPP pero eso no tiene nada de malo. Cuanto más lento sea el progreso, más probabilidades tendrá de cambiar para siempre los malos hábitos.

Los Desafíos Que le Esperan

Si usted decide pasar a la fase PPP, tendrá que ser consciente que cuando aumenta el consumo de carbohidratos, el maravilloso efecto supresor del apetito producido por la quema de grasas disminuirá un poco y entonces tendrá que valerse cada vez más de su fuerza de voluntad. Las adicciones sicológicas son más difíciles de romper que la ansiedad producida por las fluctuaciones del nivel de azúcar en la sangre. Necesitará implementar tácticas para evitar los patrones de conducta y las situaciones que le llevan a ingerir alimentos perjudiciales. Tal vez usted tenga que dejar de ir a restaurantes de comidas rápidas con sus compañeros de trabajo, así sea temporalmente. Quizá deba tomar una ruta diferente cuando vaya a casa para no pasar por la pizzería o suprimir la comida mientras ve televisión. Usted sabe mejor que nadie qué es lo que le despierta el apetito. Una vez que identifique las causas, luche contra ellas. Posiblemente esté teniendo varias conversaciones internas, mientras los dos hemisferios de su cerebro discuten entre sí. No importa lo que haga: el objetivo es concentrarse a largo plazo en un ser más delgado, saludable y feliz.

Los Espléndidos Alimentos Bajos en Carbohidratos

Pasaremos ahora a la Sección III, en la que encontrará sabrosos menús y recetas que le ayudarán a disfrutar de aquellos alimentos bajos en carbohidratos que aún tiene por descubrir. Ya ha recorrido un largo camino desde el momento en que comenzó a leer este libro. Está comiendo cosas deliciosas que antes estaban prohibidas. Habrá notado con sorpresa que la comida ya no lo domina y se da cuenta que incluso a veces se olvida de comer. Tal vez ha vuelto a descubrir su energía y su vitalidad. Quizá esté durmiendo mejor y sintiéndose menos irritable y malhumorado. ¿Cree que vale la pena cambiar todo lo que ha conseguido por la comida basura? Nosotros sabemos la respuesta y usted también.

➤ Palabras para Reflexionar

Sus dos semanas de Inducción han estado llenas de cambios. Piense en ese tiempo y aplique sus respuestas a las siguientes preguntas para saber si debería permanecer en la Inducción o pasar a la fase PPP:

Cuando usted piensa en las dos semanas pasadas…

¿Fueron más fáciles de lo que esperaba?

____

____

____

¿Qué le pareció más fácil de hacer con respecto a otros programas?

____

____

____

¿Qué fue lo más difícil?

____

____

____

¿Se preocupa menos por la comida?

¿Come menos o se siente satisfecho más rápido?

¿Está manejando mejor sus preocupaciones habituales?

¿Se despierta con más energía?

¿Tiene que esforzarse menos?

¿Cuáles son los alimentos que más extraña?

¿Qué alimentos pensaba que iba a extrañar y sin embargo no lo ha hecho?

___

___

___

¿Cree que puede convertir esta forma de comer en un nuevo estilo de vida?

___

___

___

¿Qué alimentos quisiera reincorporar a su dieta?

___

___

___

___

SECCIÓN III.

Todo Está Relacionado con la Comida

10 ▸ Comer en Casa

Yo era un adicto a los carbohidratos, así que durante los primeros cuatro días sentí un deseo enorme de comer pan. Logré hacer las dos primeras semanas de Inducción, durante las cuales perdí 17 libras. Bajé una talla de ropa. Muy pronto, las ansias desaparecieron y mi estrategia para evitar atiborrarme de golosinas fue tener siempre a mano una gran variedad de verduras frescas y nueces de macadamia. Ahora me he dado cuenta que es posible cambiar, es un asunto de pura mentalidad. Siento como si hubiera vuelto a nacer y me he prometido que nunca más seré una persona obesa.

Maehing Schenk, perdió 86 libras

¡Por fin! Ha llegado a la parte del libro que le despierta el apetito gastronómico a cualquiera. Es hora de poner en práctica todo lo que ha aprendido en los capítulos anteriores y la noticia más deliciosa es que se trata de *comer.* Ya no sólo hablaremos de todos los alimentos sabrosos que quizá estaban prohibidos anteriormente y que ahora usted podrá disfrutar con Atkins, sino que profundizaremos en ellos.

¿Cómo hacerlo? La mayoría de nosotros tenemos dos opciones: los preparamos nosotros mismos o los conseguimos por fuera, bien sea que comamos en un restaurante o que llevemos la comida a casa. En ambos casos, es importante que piense por adelantado qué (y dónde) comerá. En este capítulo haremos énfasis en el primer caso, así que póngase el delantal y comencemos. (En el capítulo 11 le daremos valiosas sugerencias para comer por fuera.)

➤ Surta su Cocina

Váyase de compras un día o dos antes de comenzar y llene el congelador, el refrigerador y la despensa con los alimentos que aparecen en la Lista de Alimentos Aceptables en el Capítulo 5 para evitar problemas en la fase de Inducción.

Cuando tenga en casa todo lo que necesite, se sentirá menos tentado de ingerir alimentos perjudiciales y de salir a buscar comidas rápidas luego de una larga jornada de trabajo.

Indispensables en el Refrigerador

- **Quesos:** Mantenga varias clases para snacks y para agregarle a las ensaladas. Compre pequeñas cantidades para evitar que se dañen.
- **Huevos:** Tenga siempre algunos huevos duros. Son el snack perfecto para suministrarle proteínas y también los podrá hacer "a la diabla."
- **Proteínas:** Compre carne, pescado y aves con frecuencia para garantizar su frescura, y prepárelos el mismo día. Si los congela, déjelos descongelando en el refrigerador.
- **Tofu:** También conocido como queso de soya, elaborado con este vegetal. Es otra buena fuente de proteínas.
- **Carnes frías:** El jamón horneado, el pavo ahumado, la carne en conserva y las tajadas de roast beef son deliciosas como snacks y para acompañar ensaladas.
- **Verduras para ensalada:** Compre lo suficiente para cinco días. Lave y empáquelas para que estén frescas y pueda prepararlas rápidamente.
- **Otras verduras:** Dependiendo de la estación, compre brócoli, calabacín verde y amarillo, coliflor, berenjena, habichuelas (ejotes), jícama, hongos (champiñones), espárragos, pimientos, cebolla verde, puerros, espinaca y brocoflor (híbrido de brócoli y coliflor).

Mantenga en la Despensa

- **Atún enlatado:** es la mejor fuente de proteínas que puede almacenar en su despensa. El atún en agua es más suave y muy apropiado para ensaladas. El atún en aceite (preferiblemente de oliva) combina bien con verduras cocidas y condimentos fuertes, siendo más adecuado como base para entradas calientes.
- **Salmón y carne de cangrejo enlatados:** son alternativas excelentes al atún para las ensaladas. El salmón es más rico en calcio que la leche.
- **Sustitutos del azúcar:** cuando se trata de hornear, equivalen al azúcar normal si están en forma granulada. Los sobres son perfectos para endulzar bebidas.
- **Especias y hierbas secas:** con ellas podrá transformar un simple pollo asado en una deliciosa comida étnica. Agréguele albahaca para hacerlo a la italiana, chile en polvo para hacerlo a la mexicana y estragón para hacerlo a la francesa.
- **Aderezos y salsas para ensaladas bajas en carbohidratos:** basta un solo chorrito de salsas como la barbecue y la Teriyaki de Atkins Quick Quisine™ para sazonar muchos platos y verduras.

Obligatorios en el Congelador

- Espinaca
- Col rizada
- Berzas
- Habichuelas (ejotes)
- Corazones de alcachofa
- Tallos de espárrago
- Brócoli en trozos
- Fresas, arándanos y frambuesas sin azúcar
- Ruibarbo
- Camarones precocidos y congelados
- Carne de cangrejo congelada (que sea auténtica; no de imitación)
- Tajadas de pan bajo en carbohidratos

➤ Utensilios para Preparar Comidas Bajas en Carbohidratos

Además de los alimentos adecuados, unas pocas herramientas le facilitarán enormemente cocinar mientras controla los carbohidratos.

- **Termómetro de cocina.** Asegúrese de cocinar las fuentes de proteína como la carne de res, el pollo y el cerdo lo suficiente para matar los microorganismos, pero no tanto que queden duras o secas.
- **Olla eléctrica de cocción lenta.** Cuando se trata de comodidad, nada mejor que este aparato. Salga a trabajar en la mañana y encontrará

la comida lista cuando vuelva a casa. Ideal para preparar cortes de carne económicos, pues se cocinan en su propio jugo durante el día.

- **Licuadora sumergible.** Puede introducir este aparato liviano y versátil en la olla y luego licuar salsas, sopas o diversos ingredientes.
- **Afilador de cuchillos.** Un cuchillo afilado hace que sea más fácil cortar y partir. Invierta en un juego de cuchillos de buena calidad.
- **Parrilla para asar o asador eléctrico.** Obtenga el sabor de los asados al aire libre durante todo el año con una parrilla para asar o con un asador eléctrico. Es una de las maneras más rápidas de preparar pollo, pescado o hamburguesas.

Cuando tenga la despensa, el refrigerador y el congelador bien surtidos con estos productos imprescindibles, podrá deleitarse con snacks y comidas fáciles de preparar cuando tenga prisa.

➤ Bienvenido a una Gran Variedad de Desayunos

¿Está tratando de encontrar alimentos que no tengan demasiados carbohidratos o pocos nutrientes? Si usted analiza el típico plato de cereal, descubrirá que tiene bastantes carbohidratos. Incluso aquéllos sin azúcar, denominados como "saludables," contienen alrededor de 35 gramos de carbohidratos cuando se consumen con leche. Las donuts, los productos de pastelería, los bagels y los pancakes congelados son—y no es ninguna sorpresa—bombas cargadas de carbohidratos azucarados, y lo que es peor aún, la mayoría de ellos contiene peligrosas grasas trans.

Afortunadamente existen diversas alternativas bajas en carbohidratos para el desayuno. Hablemos del desayuno favorito: los huevos. Puede que sea un poco dispendioso preparar omelettes, frittatas y huevos escalfados en la mañana, pero los huevos duros se pueden cocinar fácilmente con anticipación y guardarse en el refrigerador. Puede acompañarlos con croquetas de salchicha precocidas, tocino (bacon) precocido y otros alimentos similares ricos en proteínas que encontrará en la sección de productos congelados del supermercado y que podrá calentar rápidamente en el microondas o en el horno. También puede comer lonchas de queso, rebanadas de tomate (jitomate), aguacate y hasta las sobras de la noche anterior; se pueden preparar rápidamente a la vez que sacian. Trate de pensar en opciones poco convencionales y experimente alternativas como una ensalada de pescado blanco, de atún o de pollo.

Gracias a productos como los panes instantáneos blancos, integrales o de centeno de Atkins Bakery™, usted podrá disfrutar de una tajada de pan tostado con mantequilla en la Inducción, pues cada una contiene apenas 3 gramos de carbohidratos (coma sólo una). Otras agradables opciones para el desayuno son:

- Pancakes y waffles hechos con mezcla para pancakes y waffles de Atkins Quick Quisine™; espolvoréelos con sirope para pancakes sin azúcar de Atkins Kitchen™ y con mantequilla derretida.

- Si no se puede imaginar un desayuno sin cereal, cómase un plato de cereal caliente de Atkins®, rico en fibra.
- Para esas mañanas frenéticas cuando no tenga tiempo para un desayuno de verdad, intente las opciones de "sacar y llevar": barras Atkins™ Advantage, barras para el desayuno Atkins™ Morning Start o un batido instantáneo Atkins™.

EL ALIMENTO PERFECTO

El huevo es una fuente nutritiva tan completa que a menudo se le llama el alimento perfecto. Un huevo grande contiene 70 calorías, 6 gramos de proteína, menos de un gramo de carbohidratos, 4.5 gramos de grasa y gran cantidad de vitaminas y minerales. De hecho, el único nutriente que está completamente ausente del huevo es la vitamina C. Las gallinas, a diferencia de los humanos, producen todos los nutrientes que necesitan.

Un huevo grande también contiene 215 miligramos de colesterol. Pero el colesterol dietario no se convierte automáticamente en colesterol sanguíneo cuando es ingerido. En realidad, la mayor parte del colesterol en la sangre es producido por el propio organismo. La cantidad que éste produce está determinada por el peso y por factores hereditarios. Si usted está controlando el consumo de carbohidratos con Atkins, el colesterol que contienen los huevos no supone ningún riesgo para su salud.

El consumo de huevos es cada vez mayor y ello se debe a una buena razón. Diversas investigaciones han demostrado que alimentos ricos en colesterol, como la yema del huevo, rara vez son responsables por los altos niveles de colesterol en la sangre. Un experimento llevado a cabo por investigadores de Michigan State University demostró que aquellas personas que comían cuatro o más huevos a la semana tenían niveles más bajos de colesterol en la sangre que aquéllos que no comían huevos. Quienes consumían huevos recibieron más nutrientes—excepto vitamina B6 y fibra—que aquéllos que no lo hacían con frecuencia. La yema del huevo es una magnífica fuente de nutrientes.

El huevo es uno de los pocos alimentos en suministrar vitamina D y tiene cantidades considerables de riboflavina, folatos, vitamina A y selenio. Así, es apenas natural comer una fuente tan rica de nutrientes en lugar de la clara del huevo o de sustitutos del huevo sin colesterol, que suelen ser claras de huevo procesadas con colorantes (para imitar el color de la yema), sabores naturales, especias, vitaminas y minerales (para reemplazar las de la yema), agentes preservantes y estabilizantes tales como las gomas vegetales. Recuerde que puede consumir grasas sanas si controla los carbohidratos, a la vez que sus niveles de colesterol disminuyen.

➤ Un Almuerzo Bien Hecho

No se complique, sea creativo con sus almuerzos. Después de todo, ésta puede ser la oportunidad que tanto necesita para relajarse, recargar energías y continuar así con fuerzas durante el resto de la tarde. Las siguientes opciones mantendrán su motor encendido a toda hora:

- **Ensalada de pollo, atún o pavo:** sírvala sobre una cama de lechuga junto con otras verduras frescas o haga un sándwich abierto con una tajada de pan bajo en carbohidratos.
- **Quesadillas rápidas:** rellene tortillas bajas en carbohidratos con carnes, verduras y queso. Dórelas en la parrilla o úntelas de aceite y póngalas en el horno.
- **Emparedados:** rellene tortillas bajas en carbohidratos con tajadas de aguacate, pollo, repollitos de Bruselas y otras verduras, así como proteínas.
- **Sobras:** si preparó pollo asado la noche anterior, utilícelo como base para una ensalada o en un sándwich abierto.
- **Ensaladas tipo César, Cobb o a la chef:** cualquier ensalada que tenga proteínas (queso, fiambre de cerdo sin nitratos) y un aderezo bajo en carbohidratos es una buena opción.
- **Omelettes:** si no ha comido huevos al desayuno, una omelette cargada de verduras siempre será un buen almuerzo.

- **Hamburguesas:** tome sólo la carne y acompáñela con ensalada.
- **Bistec, langosta...una cena durante el almuerzo:** dese gusto. Un filete jugoso o una pechuga de pollo acompañada de verduras es una buena manera de romper con la monotonía del almuerzo.
- **Sopas bajas en carbohidratos:** le calentarán y llenarán si las acompaña con una ensalada abundante.

PARA TENER A MANO

Con estos alimentos en el congelador, listos para preparar, usted no debería angustiarse y preguntarse, "¿qué será lo que puedo comer?":

- Parta un filete asado como carne fría para una ensalada, para un snack fuerte o para hacer pinchos (sirva con queso azul bajo en carbohidratos).
- Prepare una ensalada con filetes de pechuga de pollo (cómprelos precocidos para ahorrar tiempo) o simplemente pártalos y agréguelos a ensaladas o pique entre comidas.
- Mantenga una fuente de ensalada de atún con mayonesa y pedacitos de apio en el refrigerador para un almuerzo rápido o para un desayuno diferente.
- Parta el queso en cubos y divídalos en cuatro

porciones de una onza como snack, úselos para gratinar el pollo o agregue a las ensaladas.

- Parta apio, pepinos y calabacín en palitos y manténgalos en una bolsa plástica resellable. Acompañe con su aderezo preferido (que sea bajo en carbohidratos).
- Pique lechuga, pepino, apio y/u otras verduras para ensalada, divídalos en porciones equivalentes a dos tazas y guárdelos en bolsas plásticas resellables para ensaladas ultra rápidas.
- Guarde huevos duros y tocino (bacon) crocante en contenedores plásticos, como complemento para ensaladas.
- Cocine calabacín de verano y divídalo en porciones equivalentes a una taza (póngalo en el microondas con un par de cucharadas de crema espesa, un poco de queso parmesano rallado, salvia, sal y pimienta).
- Pique y saltee hojas de berzas, de remolacha o de diente de león con col rizada o acelga suiza y manténgalas refrigeradas para agregarle a un caldo caliente.
- Envuelva tajadas de pavo y queso en una hoja de lechuga.

➤ Tiempo de Cenar

La cena es probablemente la comida más fácil de preparar si está haciendo Atkins. Comience con su plato de proteínas, bien sea pescado, aves o carnes rojas. Puede hacerlo a la parrilla, al horno, saltearlo o freírlo (no le agregue harina ni migas de pan). Acompañe con una ensalada pequeña y una porción de verduras cocidas y ya está. De postre, puede comerse incluso un pudín o una gelatina sin azúcar con crema batida.

COMA PESCADOS GRASOS SIN SUBIR DE PESO

El pescado no sólo es una gran fuente de proteínas sino también de muchos otros nutrientes, entre ellos de una sustancia absolutamente necesaria para el funcionamiento del organismo, y que se encuentra en muy pocos alimentos. Los pescados varían considerablemente en sabor y textura, así que si ha probado una clase y no le ha gustado, hay muchas otras variedades con sabores diferentes. Los pescados también varían en su contenido nutricional pero en términos generales todos suministran grandes cantidades de proteína, hierro, vitaminas del complejo B, así como vitaminas E, A y K. Más importante aún, los pescados grasos son una de las pocas fuentes alimenticias que contienen ácidos grasos de tipo omega–3, los cuales son esenciales, y esencial quiere decir que el organismo los necesita aunque no los pueda producir. Los ácidos grasos de tipo omega–3 se encuentran en el pescado, en el aceite de canola, en las nueces de Castilla (walnuts), en la soya y en el aceite de cártamo (alazor). Lo cierto es que los ácidos que contiene el pescado son especiales y parecen prevenir las enfermedades coronarias.

Aquí está una lista de pescados populares y su contenido en gramos de ácidos grasos de tipo omega–3 (basada en una porción cocida de 6 onzas, salvo cuando se señalen otros casos):

- Salmón del Atlántico (cultivado) 3.7 gramos
- Salmón del Atlántico (natural) 3.1 gramos
- Sardinas en aceite (3 onzas) 2.8 gramos
- Arenque salado y ahumado (3 onzas) 1.8 gramos
- Trucha arco iris natural 1.7 gramos
- Pez espada 1.4 gramos

Los ácidos grasos de tipo omega–3 también se encuentran en la macarela, el atún, el erizo y el bacalao.

11 ➤ Comer Fuera de Casa

Actualmente, preparar tres comidas convencionales en casa puede parecer un concepto casi prehistórico. Una agenda copada, poco tiempo para estar en la cocina, por no mencionar la amplia gama de restaurantes, comidas listas para llevar y la decreciente aptitud para cocinar propia de las nuevas generaciones, significa que muchos de nosotros esperamos que sean otros quienes nos alimenten. De hecho, de acuerdo con la Asociación Nacional de Restaurantes, casi la mitad de los americanos comen usualmente por lo menos una de sus comidas diarias en restaurantes, y un poco más de la quinta parte de nosotros pide comida a domicilio o la lleva a casa. Estos cambios significativos sobre cómo y dónde comemos son parcialmente responsables de la crisis de obesidad por la que atraviesa la población americana.

Aunque preparar sus propias comidas es la única forma de asegurarse de lo que está comiendo, difícilmente encontrará un programa para adelgazar que sea más fácil de seguir si come fuera de casa que Atkins. No importa cuáles sean sus comidas preferidas, usted tendrá varias alternativas que lo dejarán satisfecho y nunca tendrá que rechazar una invitación a cenar porque "estoy tratando de perder peso." Es importante saber lo que puede comer fuera de casa mientras sigue adelgazando.

➤ Coma por Fuera Sin Angustiarse

Una vez que haya comprendido las normas de la Inducción, ya está preparado para manejar la carta de su restaurante favorito. Sin embargo, usted la mirará con ojos diferentes, pues separará los alimentos permitidos como una jugosa hamburguesa con queso cheddar sin pan, pollo asado con espárragos salteados en mantequilla o carne y brócoli salteados con poco aceite, de aquéllos indeseables como la pasta, el arroz y el pan. Es posible que sus nuevos conocimientos le abran los ojos ante una variedad de exquisiteces que ni siquiera había probado antes.

Aquí están algunos consejos útiles para comer fuera de casa en cualquier lugar:

- **No llegue muriéndose de hambre.** Si se salta una comida o llega al restaurante con mucho apetito, es probable que pierda el control cuando vea la canasta del pan u otras entradas ricas en carbohidratos. Más bien disfrute de un huevo duro, de unas tajadas de queso o incluso de media barra de Atkins Advantage™ antes de salir. También puede pedir verduras al vapor mientras le traen su plato principal.

- **Brinde.** Beber un par de vasos de agua le ayudará a calmar su apetito. No beba gaseosas dietéticas, ya que los sustitutos del azúcar que utilizan la mayoría de los restaurantes sólo aumentarán sus ansias de carbohidratos.

- **Atrévase.** Pida uno o dos platos que no haya comido antes en vez de pedir los mismos de siempre. Si está cansado con lo que está comiendo, le será más difícil seguir su programa para adelgazar; así que opte por la variedad.

- **Vea los menús de los restaurantes en Internet.** Muchos restaurantes divulgan su menú por este medio. Visite los sitios de la red y vea lo que ofrecen. Programe lo que va a comer fuera de casa con anticipación.

- **Olvídese de los extras.** Pídale al mesero que no le sirva arroz, fríjoles, papas ni pasta. Muchos restaurantes le ofrecerán una porción de verduras en lugar de almidones llenos de carbohidratos. (Gracias al éxito de Atkins, es posible que encuentre una sección baja en carbohidratos en el menú de muchos restaurantes.)

- **Para acompañar.** Pregunte por las salsas adicionales para que pueda decidir cuál puede consumir y qué cantidad.

- **Comience con una sopa.** Es la forma ideal de frenar su apetito. La sopa de miso, muchas sopas cremosas y un caldo con carne o verduras son formas muy satisfactorias y deliciosas de comenzar con una comida de carbohidratos controlados.

- **Nunca deje espacio para los postres.** Llénese de todo lo demás para que se sienta saciado al final de la comida y no tenga que sufrir tentaciones.

- **No llegue hasta allá.** No sucumba a la mentalidad de "es que yo me lo merezco." Lo que usted se merece es estar saludable mientras disfruta de las comidas que ya le gustan, en lugar de sucumbir a indulgencias insalubres.

- **Acepte los pasos en falso.** No se torture si come accidentalmente algún alimento rebosado o apanado. Recuerde que fue sólo una comida.

- **Atrévase a copiar.** Si pidió un plato que realmente le gustó, pregunte si le pueden dar la receta para hacerla en casa. De ese modo, podrá adjuntarla a sus recetas favoritas y disfrutar ese plato tan a menudo como quiera.

➤ Conviértase en un Trotamundos de los Carbohidratos Bajos

No importa si vive en una de las grandes ciudades o en un pequeño pueblo de los Estados Unidos, la experiencia de comer fuera de casa lo llevará a través de un viaje intercontinental. Ya sea que usted prefiera la gastronomía francesa o que le guste la pizza, hay comidas para escoger y para evitar:

En los Restaurantes Tailandeses...

Influida por la cocina de la India y de China—sus vecinos—la comida tailandesa está basada en el arroz y los fideos. Si usted está haciendo Atkins, tendrá muchas opciones que incluyen una gran variedad de pescados y mariscos. En general, la comida tailandesa es liviana y contiene mezclas emocionantes de hierbas y especias que otorgan un sabor agrio, salado, picante y dulce al mismo tiempo. Evite los platos fritos y pida aquéllos salteados con limonaria y/o albahaca, así como con otras hierbas y verduras aromáticas utilizadas en la cocina tailandesa.

Pida:

- Tom yum koong: Camarones y champiñones hervidos a fuego lento en caldo agridulce con cilantro, hojas de limón y limonaria.
- Camarones o carne de res salteada con albahaca, cebolla y ají.

- Conchas y camarones (o carne de res o de cerdo) salteados con champiñones, zapallitos italianos con pasta de ají.
- Carne de res, pollo o cerdo salteada o verduras salteadas.
- Mejillones al vapor con hierbas tailandesas y salsa de ajo.

Evite:

- Dumplings o rollitos primavera.
- Hilos de fríjol (fideo semejante al vermicelli).
- Pad Thai y cualquier otra comida donde se lea *pad;* seguramente se tratará de un plato con fideos.
- Platos sazonados con cari y que contengan papas.
- Platos que utilicen ingredientes dulces como piña, salsa de ostras y salsa agridulce.
- Platos con salsa de fríjol negro.
- Arroz frito tailandés.
- Pescado entero frito con salsa agridulce.

En Restaurantes Italianos . . .

A primera vista, comer en restaurantes italianos parecería imposible, ya que usted tendría que evitar las pastas, los platos con fríjoles y los risottos. Sin embargo hay una gran variedad de deliciosas recetas tradicionales para saborear. Mire las especialidades a la parrilla o asadas en hornos alimentados con leña, los cuales se utilizan para algo más que para preparar pizza. También puede pedir pollo, ternera, pescado o camarones salteados en mantequilla o en aceite de oliva y ajo, o asados a la perfección.

Pida:

- Ensaladas con aceite de oliva y vinagre. Evite el vinagre balsámico, ya que es rico en azúcar.
- Ensalada Caprese: rodajas de tomate, queso mozzarella y albahaca fresca rociados con aceite de oliva.
- Antipasto: carnes y quesos variados, champiñones y pimientos marinados.
- Prosciutto: jamón curado al aire, de sabor delicado y ligeramente salado, partido en lajas muy delgadas servido con tajadas de melón o en capas con conchas de ternera (sin el melón).
- Mejillones o almejas al vapor o en mantequilla.
- Stracciatella: una taza de caldo claro con huevo (cerciórese de que no contenga pasta ni fríjoles).
- Camarones al vapor o en mantequilla al ajo.
- Calamares o pulpo salteado, a la parrilla o marinado.
- Brócoli rabe (rapini) o la verdura del día, rociado con un poco de aceite de oliva y ajo, si así lo quiere.
- Platos con pollo, pescado y carne a la parrilla, horneados o escalfados en aceite, mantequilla o caldo.
- Piccata o saltimbocca: lajas de prosciutto y espinacas (que no estén rebosadas).

- Pescado, pollo, carne de res o de ternera a la plancha.
- Platos marsala cocinados en vino.

Evite:

- Entradas apanadas como el mozzarella frito, los calamares fritos y el pan de ajo.
- Cóctel de camarones; la salsa podría estar llena de azúcar.
- Platos de ternera como "a la franchese" o "a la parmesana," que se apanan antes de freírse.
- Platos de lasagna, pasta y fideos.
- Platos con salsa de tomate; el contenido de carbohidratos puede variar significativamente. Pida una salsa de tomates picados y frescos.

En los Restaurantes Franceses . . .

La dieta tradicional francesa incluye alimentos como pescado, carnes y verduras cocinadas con quesos grasos, mantequilla y salsas robustas, la mayoría de las cuales podrá disfrutar en la Inducción. Tenga cuidado con los panes y los platos con fríjoles.

Pida:

- Paté (de hígado).
- Escargots (caracoles) que casi siempre se cocinan en mantequilla.
- Foie gras (paté de higado de pato).
- Consomé o caldo claro.

- Soupe à l' oignon (sopa de cebolla): pida que se la preparen sin pan.
- Carne, pescado o pollo horneado, a la parrilla o asado sin salsas de harina o simplemente salteado con un toque de mantequilla o de aceite.
- Filet Mignon.
- Salad Nicoise: ensalada de lechuga, huevos duros, papas, vainitas y anchoas; retire las papas y pida aceite y vinagre como aderezo.
- Coquilles Saint-Jacques: conchas en salsa de vino.
- Coq au vin (pollo cocinado a fuego lento): retire las papas o la zanahoria.
- Navarin d' agneau (pierna de cordero): asada o a la parrilla y adobada con rodajas de ajo, aceite de oliva y romero fresco.
- Steak–frite (bistec con papas a la francesa): dígale al mesero que le cambie las papas por una porción de verduras bajas en carbohidratos.
- Platos con cordero o pato sin salsas con base de harinas o roux.
- Platos hechos con salsa a la bernesa, preparada con yemas de huevo y mantequilla.
- Ratatouille: un plato de Provenza. Es una cacerola de berenjenas, tomates, cebolla, pimientos y zapallito italiano; pregúntele al mesero si las verduras vienen apanadas.

Evite:

- Caneton à l' orange: pato entero asado y servido con salsa dulce, sazonado con jugo y cascos de naranja. Platos similares preparados con ciruelas (aux pruneaux) o con cerezas (aux cerises) también están proscritos durante la Inducción.

- Cassoulet: cacerola que contiene principalmente fríjoles blancos, pato en conserva, chuleta de cerdo, tocino, cordero y salchichas con ajo.
- Boefe bourguignon: trozos de carne de res cocinados a fuego lento en vino tinto, caldo de res, ajo, cebollitas y hierbas.

En los Restaurantes Griegos y del Medio Oriente...

Es difícil dar un paso en falso cuando se come un plato de comida griega o del Medio Oriente, pues casi todas las entradas son asadas al carbón, con leña o a la parrilla. El aceite de oliva, el limón, el ajo y la cebolla son los ingredientes básicos de la comida mediterránea, así como la berenjena, el quimbombó (ocra), la coliflor y los fríjoles verdes. El cordero es la fuente de proteína preferida y es el plato que más abunda en el menú, ya sea estofado, asado, prensado, molido o en brochetas. El té de menta le llenará y le ayudará para la digestión. Aunque el yogurt utilizado en los restaurantes griegos casi siempre es entero y tiene menos carbohidratos que otras presentaciones bajas en grasa, omítalo hasta que haya completado la Inducción.

Pida:

- Kebabs: brochetas de carne, pollo o pescado, frecuentemente sazonadas con especias y servidas con verduras asadas o a la plancha.

- Kofta: bolas de cordero molido y cebolla en forma de brochetas, preparadas a la plancha.
- Ensalada griega abundante en verduras, pimientos y tomates, acompañada de queso feta, aceitunas, aceite y limón.
- Souvlaki: carne finamente picada y marinada; retire el pan pita.
- Berenjenas: frecuentemente preparadas con ajo, tomates y pimientos.
- Baba Ghanoush: puré semejante al hummus, con berenjenas en lugar de garbanzos.

Evite:

- Gyros: sándwiches con pan pita rellenos con carne molida de res o cordero. El pan pita puede contener 50 gramos o más de carbohidratos.
- Spanokopeta: pastel de espinaca elaborado con pasta filo, lo que eleva el contenido de carbohidratos.
- Dolmades: hojas de la uva, a menudo rellenas con arroz y cordero molido.
- Moussaka: una cacerola griega muy popular que contiene cordero, berenjena y queso, cocinada con salsa bechamel, la cual se prepara con leche entera y harinas blancas.
- Tzatziki: salsa de yogurt.
- Hummus: puré de garbanzos, ajo y pasta de ajonjolí.
- Kibbe: empanadillas de cordero molido y bulgur (trigo picado).
- Tabbouleh: ensalada de bulgur.

- Fattuosh: ensalada de pan, pepino y tomate.
- Falafel: empanadillas fritas de garbanzos triturados y especias.

En Restaurantes Japoneses y de Sushi...

El pescado crudo y las verduras son los alimentos básicos, aunque el pollo y la carne de res también figuran en el menú. Apártese del arroz pegajoso y busque algunos de los excitantes sabores japoneses como el shoyu (salsa de soya), mirin (vino de arroz), dashi (un caldo fragante con hojuelas de bonito), ponzu (puré con salsa de soya, vinagre de arroz y de vino, dashi y algas marinas), wasabi (pasta de rábanos bastante fuerte), jengibre encurtido, miso (pasta de soya), semillas y aceite de ajonjolí.

Pida:

- Ensalada de algas marinas.
- Sopa de miso.
- Ebi–su (camarón)
- Yakitori (Brochetas de pollo y cebollas a la plancha con salsa Teriyaki).
- Oshinko (col encurtido).
- Ohitashi (espinaca hervida con semillas de ajonjolí).
- Brochetas a la plancha como el yakitori (trozos de pollo).
- Shabu–shabu: carne trozada de res, salteada con champiñones, col y otras verduras.
- Yakimono: platos a la parrilla

- Sashimi: pescado crudo en rodajas, servido con wasabi (pasta de rábanos fuerte), salsa de soya y oshinko (jengibre encurtido).

Evite:

- Platos con verduras preparadas a la tempura.
- Dumplings fritos.
- Sushi, pues contiene pescado crudo y arroz envueltos en hojas de nori (o algas marinas).
- Sopas o platos con fideos.

En los Restaurantes Coreanos . . .

La cocina coreana se beneficia de la mezcla de las tradiciones culinarias de Mongolia, Japón y China. Encontrará una gran variedad de platos con carne de res y otros condimentos. Una comida típica puede incluir una sopa seguida del plato fuerte, que puede ser a la plancha o salteado, además de varios platillos (diez o más), llamados panchan, los cuales contienen salsas, encurtidos, pescados en conserva y varios condimentos. Pídale al mesero que deje el plato de arroz en la cocina.

Pida:

- Bulgogi (que algunas veces figura como pulgogi o bul go gui): plato a la brasa, o rodajas delgadas de carne de res (que puede ser costilla, lomo o lomo fino) bañada en una fragante salsa barbecue y asada a la brasa en su mesa.
- Kal bi tang (que algunas veces figura como

galbi tang): estofado de costilla de res marinada, a veces servido directamente del hueso.
- Kimchi: trocitos de verduras picantes y condimentadas.
- Tofu: frío o frito.
- Twoenjang guk: sopa de almejas y pasta de soya fermentada.
- Sopa de mariscos.
- Shinsollo: carne, pescado, verduras y tofu cocinados a fuego lento en caldo de res.
- Ny go gi: carne de res, pollo, cerdo o pescado a la brasa.
- Pa jon: panqueque de escaliona preparado con harina de arroz, huevos y trozos de carne de res o de camarones, servidos con un dip de salsa de soya.
- Mandoo guk: estofado de carne de res con dumplings coreanos, similares a los wontons chinos.
- Bimibap (algunas veces figura como pibimpap o bop): una cacerola de arroz (bap/bop significa arroz) mezclada con pedacitos de carne, huevo y verduras sazonadas.
- Myon noodles: platos con fideos de trigo, caldo y otros ingredientes como carne de res, pepinos y rábanos picados.
- Chapchae: fideos transparentes de arroz, acompañados de carne de res, champiñones, cebolla verde y verduras con aceite de ajonjolí.

En los Restaurantes de Comidas Rápidas...

Estos sitios abundan en el paisaje norteamericano de costa a costa y gracias a sus comidas listas para llevar y a sus precios razonables puede ser difícil resistirse a ellos. Intente limitar sus visitas a estos establecimientos tan omnipresentes. Haga la mejor elección posible cuando compre por el drive–thru.

Consejos Rápidos:

- Piense en pocas cantidades. No pida el tamaño más grande, aunque le suene bien.
- Pida agua embotellada en lugar de gaseosa.
- Evite los crutones, los fríjoles, la pasta y las ensaladas de papa en las barras de ensaladas.
- Lea la información nutricional que por lo general está en una pared cercana al mostrador o pida un catálogo donde se especifique el contenido nutricional.

Cadenas de Hamburguesas

Todos los sándwiches, desde las hamburguesas con queso hasta los de pollo a la plancha pueden ser transformados en alimentos aceptados por Atkins con sólo retirar el pan. Evite el pescado y el pollo apanado. La mayonesa y la mostaza están permitidas pero evite la salsa de tomate (ketchup), pues contiene azúcar agregado. Omita las salsas especiales; podrían contener azúcar. Sírvase lechuga y tomates en abundancia como acompañamiento.

Barras de Ensaladas

Comience con una base de lechuga y de otras verduras permitidas. Luego sírvase alimentos ricos en proteínas como huevos duros, pollo o pavo. Evite el coleslaw (ensalada de col, zanahoria y cebolla con mayonesa) y las ensaladas de pasta, ya que pueden tener azúcar. Utilice aceite o vinagre normal de vino blanco o tinto, pues los aderezos comerciales y los vinagres balsámicos suelen contener azúcar. Pase por alto las papas asadas rellenas.

Negocios de Pollo Frito

La salsa barbecue está llena de azúcar y aun si retira la piel del pollo es muy probable que el azúcar haya penetrado en la carne. No toque las comidas apanadas. Las carnes secas, el pollo asado y otros platillos adicionales son una buena opción. Deseche el pan del sándwich de pollo a la plancha, y si fuera necesario, remueva el empanizado de la pechuga de pollo frita.

Pizza

No tendrá muchas opciones en este campo. La mayoría de las pizzerías ofrecen una ensalada con embutidos variados. En caso extremo, pida una pizza y cómase sólo el queso y las demás adiciones. Será complicado, pero así evitará la masa rica en carbohidratos.

Restaurantes de Comida Mexicana

Los tacos de carne o de pollo, acompañados de lechuga, queso y pollo a la plancha son aceptables, siempre y cuando les quite la cubierta y se coma el resto de los ingredientes con un tenedor, a manera de ensalada. No pida platos combinados, ya que están cargados de fríjoles y arroz.

Sitios de Sándwiches y Emparedados

La ensalada de pollo o de atún es una opción acertada, así como la de pavo, de carne asada y de queso. Evite el salami, la bologna (especie de salchicha ahumada) y otros productos cárnicos preservados con nitratos. Simplemente pida que se los sirvan en un plato y no en el pan.

12 ➤ Dos Semanas de Deliciosas Comidas y Recetas para la Inducción

Comer es uno de los mayores placeres de la vida. Este programa de comidas y de recetas así se lo demostrará, pues contiene los sabores e ingredientes más agradables, al mismo tiempo que podrá incorporarlo al Método Nutricional Atkins fácilmente y sin preocupaciones. Hemos elaborado cuidadosamente nuestro programa de comidas para facilitarle las cosas a usted, tanto así que hasta le ofreceremos mini recetas de fácil preparación.

Una advertencia: mida bien las porciones de aderezos y de salsas, pues contienen carbohidratos. Si va a consumir vinagre, que sea de vino tinto, de sidra o blanco, pues el balsámico contiene azúcar agregado. (Para ordenar productos Atkins y otros bajos en carbohidratos que mencionamos en el programa alimenticio, visítenos en nuestro sitio en Internet www.atkins.com.)

Si tiene poco tiempo, anímese: usted podrá preparar la mayoría de las recetas en menos de treinta minutos, mientras su cocina se llena de aromas excitantes que sólo pueden provenir de una comida hecha en casa. Además, tenemos algo para complacer a todos los paladares. Bien sea que usted se lleve a la boca una jugosa hamburguesa con queso cheddar y salsa de pimiento picante, pruebe los tacos de pavo o cocine un pescado halibut con mantequilla morena a las finas hierbas, encontrará platos que llenan las expectativas de sus papilas gustativas sin poner en riesgo su propósito de adelgazar. El mudslide de chocolate y el flan de vainilla son los toques dulces con los que terminará sus comidas y se mantendrá concentrado en perder libras, sintiéndose increíble. ¡Deléitese!

Programa de Comidas para las dos Semanas de Inducción

DÍA 1

Desayuno

Dos huevos revueltos	1
Tres tajadas de tocino canadiense	1
Una rebanada de pan tajado de multicereales de Atkins Bakery™ (Atkins Bakery™ Multigrain Sliced Bread)	3
	5

Almuerzo

Ensalada de camarones	0
Una taza de ensalada de espinacas con aceite de oliva y vinagre	2
Un tomate pequeño en rodajas	4
	6

Cena

*Chuleta de Cordero con Especias Hindúes**	1
Media taza de col suiza salteada con una cucharada de jugo de limón	2
Una taza de verduras mixtas con dos cucharadas de aderezo francés de Atkins® (Atkins® French dressing)	2
	5

Snack

Cinco aceitunas negras grandes y una onza de queso	2

TOTAL DE CARBOHIDRATOS NETOS: 19 GRAMOS

DÍA 2

Desayuno

Rollitos de salmón ahumado, pepino y queso crema	1
Un tomate pequeño en rodajas	4
	5

Almuerzo

Hamburguesa con Queso Cheddar y Salsa de Pimiento Picante *	1
Dos tazas de mesclun con aceite y vinagre	4
	5

Cena

Pollo asado	0
Media taza de brócoli con lascas de queso parmesano	3
⅔ de taza de ensalada de escarolas y rábanos con dos cucharadas de aderezo de semillas de amapola de Atkins® (Atkins® Poppyseed Dressing)	2
	5

Snack

Media taza de pimientos en tiras, con aderezo de queso azul (mezcle dos cucharadas de queso azul triturado, mayonesa y crema agria al gusto)	4.5
	4.5

TOTAL DE CARBOHIDRATOS NETOS: 19.5 GRAMOS

DÍA 3

Desayuno

Media taza de cereal caliente bajo en carbohidratos	3
Un huevo duro	0.5
	3.5

Almuerzo

Ensalada Cobb: pollo a la plancha, medio tomate en cubitos, tocino, medio aguacate, verduras con aceite y vinagre y dos cucharadas de queso azul triturado	5.5
	5.5

Cena

Salmón a la plancha con dos cucharadas de salsa Teriyaki de Atkins Quick Quisine™	2
Fríjoles Verdes con Ajonjolí*	5
Ensalada de col: media taza de col picado, mayonesa y semillas de apio al gusto	1
	8

Snack

Una barra de chocolate con mantequilla de maní de Atkins Advantage™	2
	2

TOTAL DE CARBOHIDRATOS NETOS: 19 GRAMOS

DÍA 4

Desayuno

Omelette griega: media taza de espinacas, dos onzas de queso feta y dos huevos	5
	5

Almuerzo

Reuben abierto: cecina, dos tajadas de queso suizo, ¼ de taza de sauerkraut (chucrut) y una rebanada de pan de centeno tajado de Atkins Bakery™ (Atkins Bakery™ Rye Sliced Bread)	6
	6

Cena

Bistec de lomo a la plancha	0
Espárragos con Vinagreta de Mostaza*	4
Una taza de verduras con aderezo de queso azul (mezcle dos cucharadas de queso azul triturado, mayonesa y crema agria al gusto)	2
	6

Snack

Un tallo de apio con dos cucharadas de mantequilla de soya	2
	2

TOTAL DE CARBOHIDRATOS NETOS: 19 GRAMOS

DÍA 5

Desayuno

Tres panqueques hechos con mezcla para panqueques y waffles de Atkins Quick Quisine™	3
Una cucharada de miel sin azúcar para pancakes de Atkins Kitchen™	0
Tres salchichas de pavo	1
	4

Almuerzo

Ensalada de atún mezclada con un tallo de apio, cinco rábanos y tomates cherry (todo picado)	4
Una taza de ensalada verde con dos cucharadas de aderezo francés de Atkins®	2
	6

Cena

Lomo de cerdo asado	0
Una taza de espinacas salteadas y pimientos rojos con ajo	4
Flan de Vainilla*	2.5
	6.5

Snack

Dos tajadas de jamón y una de queso suizo envueltas en un pepinillo encurtido	3
	3

TOTAL DE CARBOHIDRATOS NETOS: 19.5 GRAMOS

DÍA 6

Desayuno

*Ensalada de Pollo y Huevo**	4.5
Media taza de rodajas de pepino	1
	5.5

Almuerzo

Fajitas de bistec: tajadas de bistec, una tajada de queso Monterey Jack y una tortilla baja en carbohidratos	4
Una taza de corazones de lechuga romana con aceite de oliva y vinagre	4
	8

Cena

Atún a la plancha con especias	0
Media taza de calabacín y otra media taza de champiñones en brochetas a la plancha	2
Una taza de ensalada de rúgula y endivias con una cucharada de aderezo de mostaza dulce de Atkins® (Atkins® "Sweet as Honey" Mustard)	3
	5

Snack

Media taza de cogollos de brócoli con mayonesa al limón (mezcle una cucharada de jugo de limón con mayonesa)	1
	1

TOTAL DE CARBOHIDRATOS NETOS: 19.5 GRAMOS

DÍA 7

Desayuno

Un huevo escalfado con una rebanada de pan blanco tajado de Atkins Bakery™	3.5
Una rebanada de tomate grande	1
Una onza de queso Muenster	0.5
	5

Almuerzo

Ensalada "a la chef": lajas delgadas de jamón, pavo, carne asada y huevo duro triturado sobre una taza de lechuga con aceite de oliva y vinagre	2
	2

Cena

*Carne Molida Sazonada con Champiñones**	3
⅓ de taza de habichuelas (ejotes), arvejas y pimiento rojo mezclada	6
Una taza de ensalada verde con aceite de oliva y vinagre	2
	11

Snack

Un muffin de banana y nueces de Atkins Quick Quisine™ (Atkins Quick Quisine™ Banana Nut Muffin)	2
	2

TOTAL DE CARBOHIDRATOS NETOS: 20 GRAMOS

DÍA 8

Desayuno

Un panecillo con crema y canela de Atkins Morning Start™ (Atkins Morning Start™ Creamy Cinnamon Bun Bar)	2
Dos trozos de queso mozzarella	1.5
	3.5

Almuerzo

Ensalada de pollo con dos tazas de cebolla roja picada, jícama y verduras mezcladas	5
Una tortilla baja en carbohidratos	3
	8

Cena

Halibut con Mantequilla Morena a las Finas Hierbas*	0
Una taza de berenjenas, pimienta y tomates (jitomates) salteados	4.5
Media taza de pudín de vainilla baja en carbohidratos	1
	5.5

Snack

Cóctel de camarones. Mezcle una cucharada de salsa de tomate (ketchup) de Atkins Quick Quisine™ con rábano picante	3
	3

TOTAL DE CARBOHIDRATOS NETOS: 20 GRAMOS

DÍA 9

Desayuno

*Frittata de Calabacín y Queso Gruyere**	3
Una rebanada de pan blanco tajado de Atkins Bakery™	3
	6

Almuerzo

Medio aguacate rellena de ensalada de cangrejo (mezcle cangrejo enlatado o congelado con mayonesa)	2
Un tomate pequeño en rodajas	4
Dos tazas de lechuga tipo baby con aceite de oliva y vinagre	4
	10

Cena

Carne asada al jugo	0
Una taza de calabacín asado y champiñones con hierbas	2
Gelatina sin azúcar	0
	2

Snack

Batido instantáneo de chocolate de Atkins Advantage™	1
	1

TOTAL DE CARBOHIDRATOS NETOS: 19 GRAMOS

DÍA 10

Desayuno

Emparedado vegetariano: dos onzas de queso Monterey Jack, cuatro espárragos y una tortilla baja en carbohidratos	6
	6

Almuerzo

Pechuga de pollo tajada	0
Ensalada de Tomate, Pepino y Queso Feta*	5
	5

Cena

Jamón horneado rociado con una cucharada de la miel para panqueques sin azúcar de Atkins Kitchen™	0
⅔ de taza de habichuelas con menta picada	5
Una taza de ensalada verde con dos cucharadas de aderezo de semillas de amapola de Atkins®	2
	7

Snack

Una onza de queso y diez aceitunas verdes	2
	2

TOTAL DE CARBOHIDRATOS NETOS: 20 GRAMOS

DÍA 11

Desayuno

Una barra de muffin de arándanos Morning Start™ (Morning Start™ Blueberry Muffin Breakfast Bar)	2
Un huevo cocido (blando)	0.5
	2.5

Almuerzo

Dos tazas de ensalada de espinacas con tocino y aderezo de queso azul bajo en carbohidratos (mezcle dos cucharadas de queso azul triturado, mayonesa y crema agria al gusto)	3
Una rebanada de pan tajado de multi-cereales de Atkins Bakery™	3
	6

Cena

*Empanadillas Orientales de Cerdo**	3
Una taza de pimiento rojo, arvejas y cebolla verde salteadas	5
Media taza de col china con vinagre de arroz y de vino sin azúcar y aceite de ajonjolí	2
	10

Snack

Media taza de pudín de chocolate bajo en carbohidratos	1
	1

TOTAL DE CARBOHIDRATOS NETOS: 19.5 GRAMOS

DÍA 12

Desayuno

3 waffles hechos con mezcla para panqueques y waffles de Atkins Quick Quisine™	3
Una cucharada de la miel para panqueques sin azúcar de Atkins Kitchen™	0
	3

Almuerzo

Hamburguesa de pavo con dos onzas de queso Pepper Jack	2
Una taza de pimientos, tomates (jitomates) y pepino en cuadritos, con aceite y vinagre	5
	7

Cena

Chuletas de ternera a la plancha con mantequilla de salvia	0
⅔ de taza de zapallo amarilla salteada y ⅓ de tomates cherry	4
Una taza de ensalada verde con aceite de oliva y vinagre	2
	6

Snack

*Mudslide de Chocolate**	2.5
	2.5

TOTAL DE CARBOHIDRATOS NETOS: 18.5 GRAMOS

DÍA 13

Desayuno

Una tortilla baja en carbohidratos con dos huevos revueltos	4
Una cucharada de salsa verde y otra de crema agria	1
	5

Almuerzo

Sándwich de carne asada: una rebanada de pan tajado de centeno de Atkins Bakery™, carne asada y mayonesa de rábano (mezcle la mayonesa con el rábano)	4
Una taza de ensalada de rábano y pepino con aceite y vinagre	2
	6

Cena

Pollo con Salsa de Crema y Tomate*	1.5
Cuatro espárragos	2.5
Una taza de ensalada de verduras con aceite de oliva y una cucharada de jugo de limón	2
	6

Snack

Pizza de hongos Portobello (hongos Portobello horneados, gratinados con queso mozzarella)	2
	2

TOTAL DE CARBOHIDRATOS NETOS: 19 GRAMOS

DÍA 14

Desayuno

Batido instantáneo de vainilla de Atkins Advantage™	1
	1

Almuerzo

*Tacos de Pavo**	5
Media taza de ensalada de jícama en trozos con cilantro y mayonesa	3
	8

Cena

Falda de res marinada y a la plancha	0
⅔ de taza de nabos fritos con salsa de tomate (ketchup) de Atkins Quick Quisine™	4
Una taza de ensalada verde con aderezo de queso azul bajo en carbohidratos (mezcle dos cucharadas de queso azul triturado, mayonesa y crema agria al gusto)	2
	6

Snack

1 tomate relleno con ensalada de huevo	5
	5

TOTAL DE CARBOHIDRATOS NETOS: 20 GRAMOS

Recetas para la Inducción

➤ Pollo con Salsa de Tomate y Crema

Puede utilizar tomates secos o en aceite para esta salsa. Si usa tomates secos, agregue una cucharada de caldo y cocine un poco para que queden suaves.

Tiempo de preparación: 10 minutos
Tiempo de cocción: 8 minutos
Porciones: 4

4 mitades de filetes de pechuga de pollo sin piel (de 6 onzas cada uno)
½ cucharadita de sal
½ cucharadita de ají en polvo
¼ de cucharadita de pimienta molida
2 cucharaditas de aceite de oliva
2 cucharaditas de mantequilla
¼ de taza de caldo de pollo o de agua
2 cucharadas de tomates secos en aceite (alrededor de 6) cortados en tiras
½ taza de crema de leche

1. Sazone el pollo con sal, ají en polvo y pimienta. Derrita la mantequilla en el aceite en una sartén grande, a fuego medio–alto. Cocine el pollo por 8 minutos y dele vuelta una vez hasta que esté bien cocinado. Retire del plato y mantenga caliente.

2. Vierta el caldo y los tomates en una olla y reduzca

el líquido a la mitad. Añada la crema y cocine por 4 minutos hasta que esté ligeramente espesa. Vierta la salsa sobre el pollo y sirva inmediatamente.

Carbohidratos por porción: 2 gramos; carbohidratos netos: 1.5 gramos; fibra: 0.5 gramos; proteínas: 40.5 gramos; grasas: 18 gramos; calorías: 338.

➤ Halibut con Mantequilla Morena a las Finas Hierbas

Una mantequilla llena de sabor salpicada con hierbas realza el sabor de un pescado suave como el halibut. Si lo prefiere, sustituya el halibut por un filete de bacalao o de siluro (catfish).

Tiempo de preparación: 10 minutos
Tiempo de cocción: 6 minutos
Porciones: 4

4 filetes de halibut, de aprox. una pulgada de grosor (de 6 a 8 onzas cada filete)
¾ de cucharadita de sal
¼ de cucharadita de pimienta molida
2 cucharadas de aceite de oliva
2 cucharadas de hierbas frescas finamente picadas como perejil, estragón, albahaca y tomillo
4 cucharadas de mantequilla
½ cucharadita de cáscara de limón recién rallada

1. En una sartén grande y antiadherente caliente aceite de oliva a fuego alto hasta que brille. Vierta la mitad de la sal y la pimienta sobre el pescado. Cocínelo de 5 a 6 minutos y dele vuelta una vez hasta que se haya cocinado por completo. Sirva en un plato y cúbralo con papel aluminio para mantener caliente.

2. En la misma sartén, derrita la mantequilla a fuego

medio–alto por 3 minutos o hasta que forme burbujas y se oscurezca. Retire del fuego y agregue las hierbas mezcladas, la cáscara del limón y el resto de la sal y la pimienta. Vierta la salsa sobre el pescado y sirva inmediatamente.

Carbohidratos por porción: 0 gramos; carbohidratos netos: 0 gramos; fibra: 0 gramos; proteínas: 41.5 gramos; grasas: 23 gramos; calorías: 280.

➤ Ensalada de Tomate, Pepino y Queso Feta

Utilice la balanza de la sección de legumbres del supermercado para comprar la cantidad adecuada de tomates y pepinos. Aunque se recomienda no utilizar aceite de oliva en esta receta, ya que las aceitunas y el queso le dan esa riqueza extra, pero puede agregarle un poco si desea.

Tiempo de preparación: 15 minutos
Porciones: 9

1 libra de tomates sin semilla cortados en trozos de ½ pulgada
1 libra de pepinos sin semilla cortados en trozos de ½ pulgada
1 cucharadita de cáscara rallada de limón
½ cucharadita de sal
¼ de cucharadita de pimienta molida
½ taza de queso feta triturado
½ taza de aceitunas negras marinadas, sin semilla y maceradas.

1. En una fuente grande para ensalada vierta los tomates, los pepinos, la cáscara de limón, la sal y la pimienta. Deje reposar durante 15 minutos y luego incorpore las aceitunas.

Carbohidratos por porción: 7 gramos; carbohidratos netos: 5 gramos; fibra: 2 gramos; proteínas: 3 gramos; grasas: 4 gramos; calorías: 72.

➤ Espárragos con Vinagreta de Mostaza

La dulzura natural de los espárragos contrasta acertadamente con esta vinagreta ácida.

Tiempo de preparación: 10 minutos
Tiempo de cocción: 10 minutos
Porciones: 4

1 libra de espárragos frescos con las puntas cortadas
2 cucharadas de cebolla finamente picadas
2 cucharadas de vinagre de vino blanco
1 cucharadita de mostaza Dijon
½ sobre de edulcorante artificial
½ cucharadita de sal
¼ de cucharadita de pimienta
¼ de taza de aceite de oliva

1. Cocine los espárragos hasta que estén suaves pero firmes. Retírelos de la olla y séquelos con papel de cocina. Déjelos al lado.
2. Mezcle en un cuenco la cebolla, el vinagre, la mostaza, el edulcorante, la sal y la pimienta. Agregue el aceite gradualmente. Vierta la vinagreta sobre los espárragos y esparza suavemente para que queden recubiertos.

Carbohidratos por porción: 6 gramos; carbohidratos netos: 4 gramos; fibra: 2 gramos; proteínas: 3 gramos; grasas: 14 gramos; calorías: 152.

➤ Habichuelas con Ajonjolí

Las semillas negras de ajonjolí se encuentran en algunas tiendas de alimentos y en mercados de productos orientales. Si no las puede encontrar, tueste semillas de ajonjolí en una sartén hasta que desprendan su aroma.

Tiempo de preparación: 15 minutos
Tiempo de cocción: 7 minutos
Porciones: 6

1½ libras de habichuelas
3 cucharadas de vinagre de vino de arroz
3 cucharadas de salsa de soya baja en sodio
2 cucharadas de semillas negras de ajonjolí
1 cucharadita de aceite de ajonjolí tostado

1. Cocine las habichuelas (ejotes) en una olla grande con agua y sal por 7 minutos hasta que estén suaves y firmes. Escúrralas en un colador y luego apártelas en un recipiente hermético de plástico o en un cuenco grande. Revuelva las habichuelas con el vinagre, la salsa de soya y las semillas de ajonjolí hasta que queden cubiertas. Deje marinar durante 20 minutos, revolviendo ocasionalmente.

2. Escurra la marinada y mezcle las habichuelas con el aceite de ajonjolí. Sirva a temperatura ambiente.

Carbohidratos por porción: 9 gramos; carbohidratos netos: 5 gramos; fibra: 4 gramos; proteínas: 2.5 gramos; grasas: 2.5 gramos; calorías: 62.

➤ Chuletas de Cordero con Espinacas y Especias Hindúes

Se doran las chuletas hasta que queden crujientes y oscuras por fuera, y luego se terminan de cocinar en el horno o en una sartén para que tengan una textura suave.

Tiempo de preparación: 5 minutos
Tiempo de cocción: 10 minutos
Porciones: 4

2 cucharadas de polvo de cari
1 cucharadita de sal
½ cucharadita de pimienta recién molida
¼ de cucharadita de canela
4 chuletas de cordero de ½ pulgada de grosor (que cada una pese aprox. ¾ de libra)
1 cucharada de aceite de canola

1. Caliente el horno a 350° F. Mezcle el cari, la pimienta y la canela en una taza. Adobe las chuletas con una cucharadita de especias por ambos lados.
2. Caliente aceite en una sartén a fuego medio–alto. Incorpore 2 chuletas y cocínelas durante un minuto y medio por cada lado, hasta que estén doradas. Páselas a un molde para hornear. Repita este proceso con las otras dos chuletas.

3. Hornee las chuletas por 3 o 4 minutos o al gusto, hasta que estén rosadas en el centro.

Carbohidratos por porción: 9 gramos; carbohidratos netos: 4 gramos; fibra: 5 gramos; proteínas: 66 gramos; grasas: 41 gramos; calorías: 669.

➤ Hamburguesas con Queso y Salsa Pimiento Picante

Los chipotles son chiles jalapeños ahumados que le dan un delicioso toque picante y ahumado a las comidas. Para esta receta se utilizan pimientos picantes enlatados en salsa de adobo, es decir, pimientos picantes empacados en salsa de tomate con vinagre y especias.

Tiempo de preparación: 10 minutos
Tiempo de cocción: 10 minutos
Porciones: 4

2 libras de carne molida de res
4 cucharaditas de salsa para carnes Atkins
½ cucharadita de sal
1 taza de queso Cheddar rallado (4 onzas)
¼ de taza de mayonesa
1 pimiento picante finamente picado

1. Caliente una parrilla o un horno mediano. Mezcle la carne molida, la salsa para la carne y la sal. Haga cinco hamburguesas de unas 3 pulgadas y media de diámetro por una pulgada de grosor.
2. Cocine las hamburguesas cubiertas a la plancha 5 minutos por cada lado hasta que estén a medio hacer (cocínelas por más tiempo si desea). Coloque encima el queso Cheddar dos minutos antes de retirarlas del fuego y tape de nuevo el asador.

3. Mezcle la mayonesa y el pimiento picante mientras se siguen cocinando las hamburguesas. Vierta la salsa sobre las hamburguesas y sirva.

Carbohidratos por porción: 1 gramo; carbohidratos netos: 1 gramo; fibra: 0 gramos; proteínas: 42.5 gramos; grasas: 39.5 gramos; calorías: 540.

➤ Empanadillas Orientales de Cerdo a la Plancha con Salsa Dip

Las empanadillas de cerdo son un cambio refrescante, a la vez que son suaves y sabrosas. Su sabor sutil se complementa perfectamente con la salsa Teriyaki.

Tiempo de preparación: 15 minutos
Tiempo de cocción: 12 minutos

Empanadillas:
2 libras de carne de cerdo molida
¼ de taza de salsa Teriyaki Atkins
¼ de taza de cebolla china
1 cucharada de jengibre picado
2 cucharadas de ajo picado

Salsa:
¼ de taza de salsa Teriyaki Atkins
1 cucharada de cebolla verde (pique la parte blanca y la verde)
2 cucharaditas de aceite de ajonjolí tostado
1 cucharadita de jengibre picado
1 cucharadita de ajo picado

1. Caliente una parrilla o un horno mediano. Mezcle la carne de cerdo, la salsa Teriyaki, la cebolla verde, el

jengibre y el ajo. Haga 6 empanadillas de un poco menos de media pulgada de grosor.

2. Para la salsa, combine la salsa Teriyaki, la cebolla china, el aceite de ajonjolí, el jengibre y el ajo.

3. Cubra y cocine las empanadillas de 6 a 7 minutos por cada lado, hasta que estén listas. Sirva con la salsa.

Carbohidratos por porción: 3 gramos; carbohidratos netos: 3 gramos; fibra: 3 gramos; proteínas: 33.5 gramos; grasas: 30 gramos; calorías: 420.

➤ Carne Molida Sazonada con Champiñones

Los champiñones le dan sabor y humedad a este plato. También se pueden preparar deliciosos sándwiches con la carne que sobre, así que planee con antelación.

Tiempo de preparación: 10 minutos
Tiempo de cocción: 10 minutos
Tiempo de horneado: 30 minutos
Porciones: 6

2 rebanadas de pan blanco bajo en carbohidratos
1 cucharada de aceite de oliva
2 tazas de champiñones picados (sin los tallos)
Carne molida
1 cucharadita de sal
1 diente grande de ajo
½ cebolla mediana, picada o rallada
1 huevo grande
2 cucharadas de mostaza oscura
½ cucharadita de pimienta recién molida

1. Caliente el horno a 350° F. Coloque una bandeja de escurrir sobre la parrilla inferior o una hoja de papel aluminio.
2. Caliente el aceite a fuego alto en una sartén de 12 pulgadas. Añada los champiñones; cocine de 8 a 9 minutos y revuelva una o dos veces hasta que estén dora-

dos. Añada la sal, el ajo y cocine por 30 a 60 segundos adicionales, hasta que desprenda su aroma. Pique finamente el ajo con un cuchillo o con un procesador de alimentos.

3. En un cuenco grande, mezcle bien la carne, los champiñones y el resto de los ingredientes. Haga una masa de 9 pulgadas de largo por 4 de ancho en forma ovalada y colóquela en una bandeja engrasada. Cúbrala con papel de aluminio y hornee por 30 minutos. Retire el papel y hornee por 30 o 35 minutos adicionales hasta que esté dorada. Inserte un termómetro de cocina en el centro y retire cuando la temperatura alcance los 160° F.

Carbohidratos por porción: 5 gramos; carbohidratos netos: 3 gramos; fibra: 2 gramos; proteínas: 35 gramos; grasas: 23 gramos; calorías: 380.

➤ Tacos de Pavo

¿A quién no le gusta una entrada que se pueda preparar fácilmente en menos de 20 minutos en una noche agitada? Las tortillas bajas en carbohidratos son muy útiles en la preparación de platos, así que téngalas a mano.

Tiempo de preparación: 10 minutos
Tiempo de cocción: 10 minutos
Porciones: 4

2 cucharadas de aceite de oliva y una cucharadita pequeña, divididas
1 libra de carne de pavo
1 cucharada de ají en polvo
⅓ de taza de crema agria
¼ de taza de cebolla roja finamente picada
2 cucharadas de cilantro finamente picado
¼ de taza de salsa
½ pimiento (de cualquier color) cortado en tiras
4 tortillas bajas en carbohidratos

1. Caliente una cucharada de aceite de oliva en una sartén grande. Sazone la carne de pavo con el ají en polvo; cocine durante dos minutos por cada lado hasta que esté bien hecha. Pase a una tabla para partir y corte en tiras.

2. Agregue la crema agria, la cebolla y el cilantro a

la sartén. Cocine por un minuto y revuelva hasta que esté caliente. Incorpore las tiras de pavo y los jugos a la sartén.

3. Para dorar las tortillas, ponga una cucharadita de aceite en una sartén mediana hasta que esté bien caliente. Fría las tortillas durante un minuto por cada lado. Llene cada una con ¼ de la guarnición. Coloque encima ¼ de las tiras de pimientos y una cucharada de salsa.

Carbohidratos por porción: 17.5 gramos; carbohidratos netos: 8.5 gramos; fibra: 9.5 gramos; proteínas: 29.5 gramos; grasas: 18.5 gramos; calorías: 335.

➤ Ensalada de Pollo y Huevo

Para esta receta hemos combinado dos de las ensaladas más populares para el brunch y le hemos añadido un poco de sazonador Old Bay para darle el toque final.

Tiempo de preparación: 10 minutos
Tiempo de cocción: 10 minutos
Porciones: 4

1 cucharada de aceite de oliva
1¼ de libra de filetes de pechuga de pollo deshuesada, en trozos de ½ pulgada
5 cucharadas de mayonesa
2 cucharadas de cebolla roja finamente picada
1 cucharada de vinagre de vino blanco
¾ de cucharadita de sal, dividida
¼ de cucharadita de sazonador Old Bay
2 huevos grandes (duros)
⅔ de taza de apio finamente picado (incluya algunas hojas)

1. Caliente el aceite en una sartén de 12 pulgadas a fuego alto; agregue el pollo, espolvoree ¼ de cucharadita de sal y cocine el pollo de 5 a 7 minutos, revolviendo mientras se dora. Deje enfriar un poco hasta que esté casi tibio.
2. Mientras tanto, mezcle la mayonesa, la cebolla, el

vinagre, ½ cucharadita de sal y el sazonador en un cuenco grande.

3. Pique finamente los huevos, revuélvalos con la mayonesa y el apio. Doble el pollo. Sirva frío o caliente.

Carbohidratos por porción: 5 gramos; carbohidratos netos: 4.5 gramos; fibra: 0.5 gramos; proteínas: 32 gramos; grasas: 23 gramos; calorías: 362.

➤ Frittata de Calabacín y Queso Gruyere

La frittata se termina de cocinar rápidamente cuando se pone en el horno. Coloque dos capas de papel aluminio en el mango de la sartén para refractarla.

Tiempo de preparación: 10 minutos
Tiempo de cocción: 10 minutos
Porciones: 4

2 cucharadas de mantequilla
2 calabacines medianos, cortados en trozos de ¼ de pulgada (2½ tazas)
1 cucharada rebosada de hojas de salvia o albahaca finamente picadas
10 huevos grandes
¼ de taza de agua
½ cucharadita de sal
¾ de taza de queso Gruyere en trozos grandes

1. Derrita la mantequilla en una sartén refractaria y antiadherente de 12 pulgadas a fuego medio–alto. Agregue el calabacín y cocine por 8 minutos; Incorpore la salvia y la sal, cocine por uno o dos minutos adicionales hasta que la calabaza esté suave y dorada en algunos puntos.

2. Mientras tanto, encienda el horno y coloque la parrilla a 6 pulgadas del fuego. Bata los huevos, el agua y

la sal en un cuenco. Derrita el resto de la mantequilla en la sartén; vierta los huevos sobre el calabacín. Reduzca el fuego a medio–bajo. Tape y cocine por 3 minutos hasta que la parte inferior y los lados estén firmes pero la parte superior esté blanda. Cubra uniformemente la parte superior con el queso Gruyere.

3. Hornee la frittata por 1 minuto aproximadamente hasta que esté firme. Parta en tajadas.

Carbohidratos por porción: 4.5 gramos; carbohidratos netos: 3 gramos; fibra: 1.5 gramos; proteínas: 23 gramos; grasas: 25.5 gramos; calorías: 343.

➤ Mudslide de Chocolate

A medio camino entre una bebida y un postre congelado, esta exquisitez puede comerse con cuchara o beberse con una pajita.

Tiempo de preparación: 5 minutos
Tiempo de cocción: 5 minutos
Porciones: 4

1 taza de crema espesa
½ taza de agua
½ taza de sirope de chocolate Atkins sin azúcar
2 cucharadas de cacao en polvo
2 cucharaditas de esencia de chocolate
1 cucharadita de esencia de vainilla

1. Mezcle la crema, el agua y el sirope en una olla mediana. Hierva a fuego medio–alto y luego a fuego lento. Cocine por 5 minutos revolviendo ocasionalmente. Retire del fuego. Incorpore las esencias de vainilla y de chocolate.
2. Vierta la mezcla en una fuente cuadrada de 8 pulgadas. Deposite en el congelador hasta que esté casi sólida, por unas 3 horas. Cuando vaya a servir, pase la mezcla a una licuadora o a un procesador de alimentos y bata hasta que la mezcla esté suave. Sirva en vasos.

Carbohidratos por porción: 3.5 gramos; carbohidratos netos: 2.6 gramos; fibra: 0.9 gramos; proteínas: 1.8 gramos; grasas: 22.4 gramos; calorías: 220.

➤ Flan de Vainilla

Ricos, cremosos y no muy dulces, estos postres individuales son la manera ideal de concluir cualquier comida. El flan se sirve en copas individuales para una mejor distribución y para controlar las porciones.

Tiempo de preparación: 5 minutos
Tiempo de cocción: 1 hora
Tiempo de enfriamiento: 2 horas
Porciones: 4

1 taza de crema espesa o batida
⅔ de taza de agua
4 cucharadas de edulcorante artificial granulado
1 cucharadita de extracto de vainilla
2 huevos
4 recipientes de postre

1. Caliente el horno a 325° F. Hierva la crema, el agua y el edulcorante a fuego lento en una olla pequeña. Retire y deje enfriar por 15 minutos. Añada la vainilla.
2. Bata los huevos en un cuenco mediano e incorpore gradualmente alrededor de ⅓ de la mezcla de crema. Vierta la mezcla de crema y los huevos a la olla y revuelva de nuevo por poco tiempo.
3. Pase la mezcla por un cedazo en porciones de 6 onzas o en recipientes para postres. Coloque los reci-

pientes en una bandeja grande. Agregue agua hirviendo a la bandeja hasta que cubra las copas por la mitad. Cubra la bandeja con papel de aluminio. Hornee durante 40 minutos, hasta que el centro del flan esté firme. Retire y deje reposar las copas en la bandeja por 15 minutos.

4. Remueva las copas y cúbralas con plástico (estírelo sobre los bordes de las copas para que no toquen el contenido). Refrigere por dos horas o hasta que estén frías.

Carbohidratos por porción: 2.5 gramos; carbohidratos netos: 2.5 gramos; fibra: 0 gramos; proteínas: 4 gramos; grasas: 20 gramos; calorías: 265.

SECCIÓN IV.

Más Allá de la Inducción

13 ➤ Fase Dos: Pérdida de Peso Progresiva

No importa si usted pasa a la segunda fase del Método Nutricional Atkins luego de las dos semanas de Inducción o si permanece en esta fase por seis meses o más. Esta fase es fundamental para que adapte Atkins a sus necesidades y gustos. Y aunque usted adelgazará con relativa rapidez, retardará deliberadamente su ritmo de adelgazamiento durante la Pérdida de Peso Progresiva, también conocida como PPP.

➤ Qué Hace la Fase PPP por Usted:

- Seguirá quemando y disolviendo grasa
- Mantendrá el control de su apetito, evitando así las ansias
- Aprenderá el límite de carbohidratos que puede consumir para poder seguir perdiendo peso
- Consumirá una mayor variedad de alimentos sanos, seleccionando aquéllos que más le gusten

- Aprenderá a realizar las elecciones que le aporten más nutrientes entre los alimentos ricos en carbohidratos
- Retardará de forma deliberada el ritmo de adelgazamiento para que pueda mantener su peso definitivamente

➤ En Qué Se Parece la PPP a la Inducción

- Obtendrá la mayoría de los carbohidratos de aquellas verduras bajas en dicho componente
- Seguirá quemando grasas para obtener energía
- La calidad de los alimentos que contienen carbohidratos es tan importante como la cantidad
- Escogerá alimentos con carbohidratos que le ayuden a estabilizar sus niveles de azúcar y de insulina en la sangre

➤ En Qué Se Diferencia la PPP de la Inducción

- Usted consumirá más carbohidratos
- Tendrá más opciones y seguirá un programa de adelgazamiento completamente individual
- Podrá incorporar más porciones de verduras
- Cambiará lentamente la proporción de carbohidratos con respecto a la de grasas y proteínas

- Es probable que pueda incorporar gradualmente frutos secos y semillas
- Es posible que pueda incorporar gradualmente fresas, moras u otras bayas
- Es factible que pueda incorporar gradualmente quesos frescos como el cottage y el campesino
- Es probable que pueda incorporar cereales enteros, frutas y legumbres (aunque la mayoría de las personas no lo podrá hacer en esta fase)

Durante el transcurso de las próximas semanas o meses en esta fase, usted explorará una forma completamente nueva de comer que le ayudará a establecer los parámetros de su programa de por vida. Descubrirá qué tanto podrá controlar el consumo de carbohidratos mientras sigue perdiendo peso y controlando su apetito. Llevar un diario alimenticio para ver el impacto que tienen ciertos alimentos en su apetito es una excelente idea durante esta fase. Una vez aprenda cómo reacciona su cuerpo y lo rápido que podrá incorporar nuevos alimentos sin que esto interfiera con su pérdida de peso, usted tendrá las herramientas necesarias para disfrutar de una figura delgada por el resto de su vida.

➤ Calcule Su Límite de Carbohidratos

Si usted hace Atkins, perderá peso proporcionalmente a la cantidad de carbohidratos que consuma. Una vez que sepa cuántos gramos de carbohidratos netos hay en cierta comida, sabrá también qué cantidad puede comer. Afortunadamente podrá contar fácilmente los carbohidratos con la ayuda de un contador de gramos de carbohidratos. *El contador de gramos de carbohidratos de Atkins* cuenta los carbohidratos netos así como los totales en más de 1.300 alimentos.

La máxima cantidad de carbohidratos que se pueden consumir diariamente se define como Nivel Crítico de Carbohidratos de Adelgazamiento (NCCA). Mientras se mantenga por debajo de esta cifra, usted perderá peso constantemente. Si la supera, comenzará a ganar peso.

Determine su NCCA:

1. Incrementará semanalmente la cantidad de carbohidratos a consumir, por encima de lo que estaba permitido en la Inducción.
2. Estos incrementos deberán ser de unos 5 gramos de carbohidratos netos a la semana y equivalen a un nivel.

En la Primera Semana de PPP

- Aumentará su consumo diario de carbohidratos netos a 25 gramos diarios y ascenderá un nivel.
- Podrá hacerlo por medio de una ensalada adicional, medio aguacate, una taza de coliflor, de 6 a 8 tallos de espárragos o de otra verdura o de un alimento opcional bajo en carbohidratos.
- Seguirá comiendo de esta forma por el resto de la semana.

- Si ha perdido peso al final de la semana, podrá pasar a otro nivel—hasta 30 gramos de carbohidratos netos diarios—a la semana siguiente.

En la Segunda Semana de PPP

- Aumentará su consumo de carbohidratos netos a 30 gramos diarios.
- Si le gustan las verduras, podrá consumir una mayor cantidad.
- O media taza de queso cottage, una onza de semillas de girasol o 12 nueces de macadamia.
- O algunas bayas (13 fresas medianas contienen 5 gramos de carbohidratos).
- Si ha perdido peso al final de la semana, podrá pasar a otro nivel—hasta 35 gramos de carbohidratos netos diarios—a la semana siguiente.

En la Tercera Semana o Más de PPP

- Aumentará su consumo de carbohidratos netos a 35 gramos diarios.
- Podrá consumir nuevos alimentos, de uno en uno.
- Muy pocas personas podrán consumir alimentos de todos los grupos de carbohidratos (especialmente legumbres, cereales integrales, frutas que no sean bayas y verduras ricas en almidones) durante la PPP.
- Subirá un nivel adicional y podrá consumir 5 gramos de carbohidratos netos al día hasta

que deje de perder peso por espacio de una semana.

- Rebajará 5 gramos de carbohidratos netos diarios la próxima semana.
- Debería volver a adelgazar.
- Sabrá cuál es su NCCA. Si sobrepasa esa cifra, dejará de perder peso o lo ganará de nuevo. Si se mantiene por debajo, seguirá adelgazando.
- Entre mayor sea su resistencia a adelgazar, menor será su NCCA. Si es lento para adelgazar, es posible que necesite incrementar 5 gramos cada dos o tres semanas.

➤ Actúe con Cautela

Una vez que haya decidido pasar a la segunda fase, es importante no aflojar el ritmo y echar así por tierra todo lo que ha conseguido durante la Inducción. Aprenderá a flexibilizar su régimen alimenticio y volverá al mundo real. Eso no quiere decir que vuelva al nocivo universo de la comida basura ni de las ansias incontrolables, sino a un mundo con mayores ofertas donde usted correrá un mayor riesgo de ganar peso.

Qué Esperar:

- Usted seguirá adelgazando, pero perderá esas libras y pulgadas a un ritmo paulatinamente más lento.
- Mientras más lentamente adelgace, será más probable que adquiera hábitos alimenticios sa-

nos, lo que le ayudará a mantener su peso ideal. Recuerde que no se adquieren nuevos hábitos de un día para otro.

Riesgos que Deberá Evitar:

- No vuelva a comer alimentos cargados de azúcar, harinas blancas y otros carbohidratos pobres en nutrientes.
- Si vuelve a consumir carbohidratos, su máquina de quemar grasas se detendrá. ¿El resultado? Dejará de adelgazar o se estancará y volverá a sentir hambre y ansias.

Cómo Retomar el Camino:

- Si le sucede lo anterior luego de haber pasado a la PPP, regrese a la Inducción por unos días para que su organismo pueda arrancar de nuevo y usted reestablezca el control.
- Si vuelve a perder peso, regrese a PPP y proceda con más cautela.

LAS REGLAS DE PPP

Si quiere tener éxito con la segunda fase de Atkins, siga estas 15 reglas:

1. Lleve una dieta basada en grasas y proteínas.
2. Cuente los carbohidratos netos que come diariamente.
3. Lea las etiquetas de los alimentos.

4. Utilice un contador de gramos de carbohidratos.
5. No incremente su consumo de carbohidratos netos en más de 5 gramos a la semana.
6. Incremente el consumo de carbohidratos netos sólo si continúa adelgazando.
7. Si gana peso o deja de perderlo, reduzca 5 gramos de carbohidratos netos diarios hasta que vuelva a perder peso.
8. Incorpore un sólo grupo de alimentos a la vez.
9. Consuma inicialmente alimentos de un mismo grupo no más de tres veces a la semana y luego consúmalos diariamente.
10. Suspenda inmediatamente el consumo de nuevos alimentos si gana peso o le producen síntomas que había dejado de sentir en la Inducción.
11. Evite el consumo de nuevos alimentos si le despiertan más apetito o ansias.
12. Siga tomando ocho vasos de agua de 8 onzas cada uno.
13. Continúe tomando un buen suplemento de multivitaminas y minerales, así como un suplemento de ácidos grasos esenciales.
14. Siga con su rutina de ejercicios.
15. Continúe en PPP hasta que sólo le queden de 5 a 10 libras por perder.

14 ➤ Fase Tres: Premantenimiento

Muchas personas se saltan esta importantísima fase y pasan de perder peso a intentar sostenerlo mediante el Mantenimiento de por Vida. Casi en todos los casos van rumbo al fracaso. La fase de Premantenimiento es crucial para aprender hábitos alimenticios saludables, los cuales le permitirán alcanzar su peso ideal y conservarlo, al mismo tiempo que mejorará su salud y sensación de bienestar.

Para cuando haya pasado a Premantenimiento, usted estará tan cerca de su peso ideal que podrá casi sentirlo. Sólo tendrá que perder entre 5 y 10 libras y todos sus problemas estarán solucionados, ¿verdad? Desafortunadamente, las cosas no son así de sencillas.

- **Vaya despacio.** Aunque sienta la tentación de decir, "Como ya estoy familiarizado con Atkins puedo perder estas últimas libras rápidamente," es probable que usted haga justamente lo contrario. El hecho es que cuanto más se aproxime a su peso ideal, más lentamente debería proceder. A pesar de que usted se impaciente por que le queden bien esos *jeans* nuevos, es más factible que pueda mantener su peso si hace esta segunda fase de Atkins a un ritmo muy lento; tan lentamente que perderá peso de un modo casi imperceptible. Ir tan despacio justo cuando el final está tan cerca puede ser aburrido. Pero recuerde: alcanzar su peso ideal no es su verdadero objetivo. El objetivo primordial es mantener ese maravilloso peso indefinidamente. Una vez que haya adquirido unos nuevos hábitos alimenticios, es muy probable que se vuelvan permanentes, siempre y cuando tenga tiempo para acostumbrarse a ellos.

- **Concéntrese en el futuro.** Usted ya sabe que puede alcanzar su peso ideal y que así será. Pero vale la pena preguntarse si usted será capaz de conservarlo por el resto de la vida. La meta principal de Premantenimiento es crear un programa alimenticio de por vida que se acomode tan bien a sus necesidades que usted querrá permanecer en él indefinidamente.

- **Media libra a la semana.** Cuanto más aprenda de asuntos alimenticios mientras pierde esas últimas libras, tanto mejor. Usted podrá aumentar su consumo de carbohidratos en incrementos de 10 gramos de carbohidratos netos hasta que esté perdiendo menos de una libra por semana.

Los alimentos adicionales le suministrarán más nutrientes y placeres gastronómicos. Debería permanecer un mes en esta fase como mínimo, pero sería preferible si lo hiciera por dos o tres meses.

- **Una cómoda transición hacia Mantenimiento de por Vida.** Si sigue este método, cuando usted alcance su peso ideal ya estará de hecho en Mantenimiento de por Vida. Durante el Premantenimiento, usted se acostumbrará a su programa de alimentación de por vida y se hará una buena idea de lo que encierra. Piense en Premantenimiento como si fuera un permiso para aprender a conducir, donde sólo puede hacerlo si va acompañado por alguien que tenga licencia de conducción. Usted lo está haciendo, pero todavía necesita más horas detrás del volante antes de estar listo para conducir solo por una carretera.

- **No son la misma cosa.** No cometa el error de creer que Premantenimiento y Mantenimiento de por Vida son la misma cosa sólo porque los términos le suenan parecidos. El primero es un programa de entrenamiento, el segundo es para el resto de la vida. No se salte esta tercera fase ni pase directamente a Mantenimiento de por Vida. De hecho, hacer la fase de Premantenimiento es obligatorio si quiere adelgazar para siempre. De ese modo, cuando llegue a su peso ideal ya sabrá exactamente lo que va a comer por el resto de su vida y podrá controlar automáticamente el consumo de carbohidratos.

➤ La Fase de Transición

El Premantenimiento sirve de puente entre los procesos de pérdida y de mantenimiento de peso al ayudarle a:

- Encontrar su Nivel Crítico de Carbohidratos de Adelgazamiento (NCCA), el cual debería aumentar ligeramente cuando pierda las pocas libras de más que le quedan a un ritmo más lento.
- Descubrirá entonces su Nivel Crítico de Carbohidratos de Mantenimiento (NCCM) cuando haya llegado a su peso ideal.
- Reincorporará otros alimentos como legumbres, frutas y cantidades moderadas de cereales integrales y de verduras ricas en almidones sin abusar de ellos.
- Sabrá identificar qué clase de alimentos y situaciones podrán desviarle de sus objetivos a largo plazo.
- Interiorizará sus reacciones a la comida de tal manera que lo que antes era una batalla contra la tentación, ahora será una elección deliberada y poderosa.

- Descubrirá lo flexible que puede ser el Método Nutricional Atkins.
- Aprenderá a evitar los alimentos perjudiciales que engordan, a comenzar la dieta del yo–yo, y a subir y a bajar de peso interminablemente.
- Desarrollará una forma de alimentación que le mantendrá delgado y fuerte para siempre.
- Sabrá qué alimentos pueden ser problemáticos. Es posible que necesite suspenderlos definitivamente o comerlos muy ocasionalmente para que no interfieran con su éxito.

LAS REGLAS DEL PREMANTENIMIENTO.

Siga estas 15 reglas para asegurar el éxito en la fase tres de Atkins:

1. Aumente su consumo diario de carbohidratos netos en no más de 10 gramos por semana, siempre y cuando siga perdiendo peso.
2. Siga consumiendo cantidades apropiadas de grasas y proteínas, aunque la porción de cada una de éstas disminuya ligeramente como parte de su dieta general.
3. Siga contando los carbohidratos netos que consume cada día.
4. Siga utilizando el contador de gramos de carbohidratos.
5. Siga leyendo las etiquetas de los alimentos.
6. Agregue sólo un nuevo alimento a la vez.

7. Consuma inicialmente alimentos de un grupo no más de tres veces por semana, y luego agregue uno cada día si es posible.
8. Incorpore nuevos alimentos que contengan carbohidratos de manera individual.
9. Suprima un nuevo alimento si le hace engordar.
10. Suspenda el consumo de un nuevo alimento si le produce síntomas físicos que haya dejado de sentir durante la Inducción, si le abre el apetito o le aumenta el ansia.
11. Si gana peso o no puede seguir perdiéndolo, reduzca el consumo de carbohidratos netos en 5 gramos hasta que vuelva a adelgazar.
12. Siga bebiendo ocho vasos de agua de 8 onzas al día.
13. Continúe tomando un buen suplemento de multivitaminas y minerales y otro de ácidos grasos esenciales.
14. Siga con su rutina de ejercicios.
15. Permanezca en Premantenimiento hasta que logre mantener su peso ideal por lo menos durante un mes.

15 ➤ Fase Cuatro: Mantenimiento de por Vida

El nombre lo dice todo: la cuarta y última fase de Atkins le permitirá mantener su peso ideal por el resto de su vida. El otro lado de la moneda es que usted no puede perder peso y regresar a sus viejos hábitos alimenticios porque volverá a engordar.

Cuando llegue a Premantenimiento, usted descubrirá el límite de carbohidratos que puede consumir, también llamado "Nivel Crítico de Carbohidratos de Mantenimiento" (NCCM), es decir, la cantidad de gramos de carbohidratos netos que podrá consumir sin ganar ni perder peso. Si usted se mantiene alrededor de esa cifra durante la Fase Cuatro, su peso no debería fluctuar más de dos a cinco libras, lo cual es perfectamente natural.

Dependiendo de su metabolismo, usted podrá consumir moderadamente muchos de los alimentos saludables que tanto le gustaban. Sin embargo, alimentos como el azúcar, las bebidas cargadas de almibar de maíz y otras comidas "chatarra" elaboradas con harinas blancas, azúcar y grasas hidrogenadas permanecerán por fuera de su dieta. Si ocasionalmente sucumbe y come algo dulce, vuelva a tomar el camino adecuado al día siguiente para que ese tipo de conductas sea una excepción a la regla y no un regreso a sus antiguos y perjudiciales hábitos alimenticios.

Mantener el peso perdido es un desafío tanto mental como físico. Usted necesitará reproducir la actitud que lo llevó a controlarse y a perder peso, a fin de prolongar su éxito para siempre.

Muchos de nosotros buscamos consuelo en las comidas dulces y llenas de almidones, pero si escogemos los alimentos adecuados, éstos disminuirán la fatiga de nuestro cuerpo. Desarrolle estrategias para hacerle frente a las tentaciones. No use la comida para combatir el estrés ni para darse ánimos. Busque otras formas de gratificarse. Igualmente, usted tendrá que hacerle frente a los días festivos y a las ocasiones especiales, a la vez que aprenderá a pedir exactamente lo que usted quiere en los restaurantes. Por ejemplo, usted debería consumir menos carbohidratos antes de asistir a un evento especial o de irse de vacaciones, ya que usted sabe que se sentirá tentado a "hacer trampa" y de este modo podrá darse un gusto ocasional.

➤ Sea Inteligente con la Comida

Recuerde que los alimentos que la naturaleza nos ofrece son el pescado fresco, la carne, las aves de corral y los carbohidratos ricos en nutrientes como las verduras, los frutos secos, las semillas y, de vez en cuando, las frutas y almidones, en lugar de todos esos productos refinados y empacados. Cuando se sienta satisfecho de estar comiendo alimentos sanos, seguramente disfrutará de una salud excelente. Pruebe nuevos alimentos y aumente así la variedad de comidas que le agraden, al mismo tiempo que evitará la monotonía. Estos nuevos alimentos le ayudarán a evitar aquéllos que disfrutaba anteriormente pero que simple y llanamente no le hacen ningún bien.

Evite subir rápidamente de peso al reducir uno o más niveles de gramos de carbohidratos netos consumidos hasta que vuelva a adelgazar. Permanezca en su Nivel Crítico de Carbohidratos de Mantenimiento (NCCM) una vez alcance el peso deseado.

LAS REGLAS DEL MANTENIMIENTO DE POR VIDA

Siga estas 15 reglas y su triunfo será definitivo:

1. Convierta el control de su peso y salud en una prioridad permanente, de la misma manera como usted realiza otras actividades que considera importantes para su vida.
2. Siga consumiendo carbohidratos naturales ricos en nutrientes en lugar de aquéllos que han sido procesados.
3. Siga evitando el consumo de azúcar, almíbar de maíz, miel, harinas blancas y fécula de maíz. Lea religiosamente las etiquetas de los

alimentos empacados y absténgase de estos ingredientes.

4. Probar nuevos platos y alimentos es una buena forma de romper con la monotonía. Visite nuestro sitio en Internet www.atkins.com y encontrará recetas apropiadas para todas las fases de Atkins.
5. Reemplace los alimentos altos en carbohidratos por otros que sean más bajos.
6. Calcule su Nivel Crítico de Carbohidratos de Mantenimiento (NCCM) y manténgase en él.
7. Siga tomando su suplemento multivitamínico y de minerales, así como el de aceites esenciales.
8. Continúe bebiendo por lo menos ocho vasos de agua de 8 onzas todos los días.
9. Consuma cafeína y alcohol con moderación.
10. No suba más de cinco libras con respecto a su peso ideal.
11. No caiga de nuevo en sus antiguos hábitos perjudiciales.
12. Desarrolle estrategias para enfrentar los desafíos inevitables como cenar por fuera e irse de vacaciones.
13. Haga del ejercicio una parte integral de su vida.
14. Deshágase de la ropa ancha.
15 Pésese por lo menos una vez por semana.

¡Siga estas reglas y seguramente mantendrá su nuevo peso de por vida!

➤ El Secreto del Éxito Permanente

Continuar en Mantenimiento de por Vida puede asegurarle no sólo un peso saludable sino un menor riesgo de enfermedades a largo plazo. Usted sólo tiene un cuerpo; siéntase y luzca bien. Desafortunadamente, la mayoría de las personas que hacen dietas para adelgazar vuelven a ganar en cinco años todo (o casi todo) el peso que con tanto esfuerzo perdieron. Muchas personas llegan incluso a ganar más peso aún. No sea una de ellas. Si usted cambia para siempre sus hábitos alimenticios y no se permite subir cinco o más libras, habrá ganado la batalla contra la obesidad.

DESVIARSE DEL CAMINO

Si un día festivo o cualquier otro evento especial lo llevan a cometer un desliz tras otro, o si simplemente vuelve a consumir muchos carbohidratos, no espere: ¡actúe inmediatamente! La mejor oportunidad que tiene de cambiar es ahora, no la aplace.

- Ante todo, no se deprima ni se rinda.
- Si se desvía del camino, así sea temporalmente, siga haciendo ejercicio y tomando sus suplementos. Es muy importante que no pierda el control.
- Rebaje 10 gramos de carbohidratos netos. Si no adelgaza, tendrá que reducir una mayor

cantidad para que su máquina de quemar grasas funcione, estabilice de nuevo sus niveles sanguíneos y usted pueda moderar sus ansias y retomar el control.

- Ejercitarse más vigorosamente luego de haberse desviado del camino le ayudará a permanecer en él.

CAMBIOS EN EL METABOLISMO

Nuestro metabolismo tiende a funcionar de un modo más lento a medida que pasan los años, siendo así más difícil mantener esa figura esbelta que muchos de nosotros tuvimos en nuestra juventud. Esto quiere decir que es muy probable que el NCCM que usted tenía a los treinta años no sea el mismo de unas décadas después. A medida que pasen los años, es probable que usted tenga que controlar un poco más el consumo de carbohidratos o aumentar la intensidad del ejercicio, o quizá ambas cosas, para mantener su peso ideal. Un cambio en la intensidad del ejercicio, en su condición hormonal o ciertos medicamentos podrán hacer más lento su metabolismo, lo que le obligará a reducir el consumo de carbohidratos.

SECCIÓN V.

Las Preguntas Más Frecuentes sobre Lo Esencial de Atkins

➤ Bebidas

➤ ¿Puedo beber alcohol mientras hago Atkins?

Usted no debería beber alcohol durante la Inducción, pero puede consumirlo con moderación en las fases de PPP, Premantenimiento y Mantenimiento de por Vida del Método Nutricional Atkins. En ese caso, su cuerpo quemará alcohol para obtener energía antes de quemar grasas. Pero el alcohol no se comporta como un carbohidrato, así que no interferirá con la quema de grasas del mismo modo en que lo hacen el azúcar y otros carbohidratos. Sin embargo, el alcohol podría interferir con la pérdida de peso si consume más de una o dos bebidas alcohólicas por día.

El consumo de alcohol también puede aumentar los síntomas producidos por la levadura como inflamación de estómago, gases y ansias de dulce, y por lo tanto, puede entorpecer el proceso de adelgazamiento en aquellas personas sensibles a la levadura. La cerveza, el whisky y otras bebidas alcohólicas elaboradas con cereales y que contienen levadura, tienden a crear problemas relacionados con dicha sustancia. La mejor opción sería beber una copa de vino o de vodka de vez en cuando.

Si esto no retarda su proceso de adelgazamiento, podrá beber una copa de vino ocasionalmente cuando termine la Inducción, siempre que cuente los carbohidratos que está consumiendo diariamente. Una copa de 3 onzas y media de vino seco tiene unos 4.3 gramos de carbohidratos. No consuma bebidas para mezclar como jugos, agua tónica o sodas que no sean dietéticas, pues todas ellas contienen azúcar. El agua *seltzer*, el agua tónica dietética y las sodas dietéticas que no contengan aspartame están permitidas. Si bebe alcohol con frecuencia y deja de adelgazar, suspenda su consumo.

➤ ¿Puedo beber cerveza light, pues contiene menos carbohidratos?

Si usted tiene problemas causados por la levadura, como estómago inflamado, gases, saburra y ansias de azúcar, debería limitar la cerveza o eliminarla de su dieta. De lo contrario, usted podrá beber cerveza *light* después de la Inducción, mientras no le haga ganar peso ni obstaculice su pérdida de peso.

➤ ¿Cuántos carbohidratos tiene el alcohol?

Esto varía según la bebida alcohólica. Si quiere beber cerveza, es mejor que lea antes la etiqueta. Actualmente es posible conseguir algunas cervezas bajas en carbohidratos, que contienen 3 gramos por una porción de 12 onzas. Utilice el contador de gramos de carbohidratos para saber cuántos tienen el vino y otros licores. (Como ya lo señalamos, una copa de 3 onzas y media de vino seco tiene unos 4.3 gramos de carbohidratos.) Recuerde: no debería consumir bebidas alcohólicas durante la Inducción.

➤ ¿Puedo consumir leche con Atkins?

No. La leche no está permitida durante las fases de pérdida de peso, pues contiene demasiados carbohidratos, así como lactosa, un azúcar natural. Si siente ansias de leche, intente con leche espesa diluida o disuélvala en agua por mitades. Aunque la crema contiene casi 100 por ciento de grasa, también contiene lactosa, y muchas personas tendrán que limitar su consumo a un máximo de 4 onzas diarias para perder peso (asegúrese de contar los carbohidratos). Si no está adelgazando tan rápidamente como quisiera, no consuma más de 2 onzas de crema al día. Busque otras alternativas, como las bebidas lácteas marca Hood® (Hood® Carb Countdown Dairy Beverages), las cuales tienen pocos carbohidratos.

➤ ¿Puedo consumir leche de soya, de almendras o de avena?

Estos tres tipos de leche suelen ser ricas en carbohidratos, en parte porque contienen azúcar agregado. Sin embargo, algunas compañías están fabricando leche de soya con un bajo contenido de carbohidratos; lea las etiquetas del producto para encontrar las marcas más convenientes. Por ejemplo, la leche de soya en polvo Moo Not™ tiene sólo un gramo de carbohidratos netos por taza.

➤ ¿Puedo beber gaseosas dietéticas en Atkins?

El agua de manantial, mineral y de filtro, así como los tés de hierbas son las mejores opciones líquidas. Si quiere beber gaseosa a toda costa, evite aquéllas que contienen cafeína y busque las marcas más apropiadas como Diet Rite™, la cual es endulzada con sucralose.

➤ ¿Qué cantidad de agua debería beber?

La recomendación más generalizada, sin importar el régimen alimenticio, es beber un mínimo de 64 onzas, u ocho vasos de agua de 8 onzas al día. Muchas personas, especialmente las mujeres, tienen una hidratación insuficiente, así que es importante beber una buena cantidad de agua durante el día, pues esto le ayudará a expulsar toxinas de su cuerpo y a combatir problemas como el estreñimiento y el mal aliento. Tenga en cuenta que el café, el té y las gaseosas dietéticas no están incluidas en su consumo mínimo diario. Una buena hidratación también es útil para perder peso.

➤ ¿Por qué el Método Nutricional Atkins no permite la cafeína?

El exceso de cafeína puede bajar los niveles de azúcar en la sangre y producir ansiedad de dulce. Si usted es adicto a la cafeína, debería reducir su consumo al máximo. La mejor forma de hacerlo es reemplazar esa bebida de alto octanaje por café descafeinado, añadiéndole gradualmente éste último al fuerte brebaje hasta que usted beba café completamente descafeinado, que podrá disfrutar con crema. El café descafeinado procesado con agua es preferible porque no contiene químicos, como sí sucede con muchas otras variedades descafeinadas. Si usted no es adicto al café, podría beber una taza al día sin sentir ansiedad. Recuerde que la mayoría de las colas contienen cafeína.

➤ ¿Puedo beber cafés aromatizados?

Algunos cafés contienen carbohidratos ocultos en el azúcar o en almibar de maíz. Los sabores a avellana, almendra u otros sabores extraídos de frutos secos o cereales (descafeinados) son aceptables, pero lea la etiqueta para ver el contenido de carbohidratos. También puede agregarle chocolate sin azúcar o almíbar de avellanas o de vainilla de Atkins Kitchen™ al café descafeinado si quiere un sabor adicional pero libre de azúcar agregado. Algunos de estos almíbares combinan bien con el té descafeinado.

➤ ¿Puedo beber jugo de tomate y de otras hortalizas durante la Inducción?

No. Cuando se retira la fibra y queda una mayor concentración de las hortalizas—como en los jugos—éstas podrían subir los niveles de azúcar en la sangre y por lo tanto deberían ser eliminadas durante la Inducción. La mayoría de los jugos de hortalizas son permitidos en las fases posteriores.

➤ Niños y Adolescentes

➤ ¿Los niños o adolescentes pueden hacer Atkins?

El número de niños y de adolescentes que tienen sobrepeso o que son obesos ha alcanzado proporciones epidémicas. Ellos pueden seguir el Método Nutricional Atkins si así se lo recomienda el médico, quien debería monitorear el programa y asegurarse de que ellos consuman los alimentos y suplementos adecuados. También debe estar atento para que no adelgacen con mucha rapidez, ya que esto podría afectar el proceso de crecimiento. Recuerde que los niños pequeños tienden a comer lo mismo que sus padres, razón por la cual es importante que toda la familia tenga una alimentación saludable y balanceada. Le sugerimos que suprima el consumo de azúcar, de alimentos procesados, de comida basura o de otros carbohidratos refinados. Mientras más pronto los padres inculquen a sus hijos unos hábitos alimenticios adecuados, más sanos serán ellos, y si los padres están físicamente en forma, les darán un ejemplo excelente.

➤ Fibra

➤ ¿Cómo hago para consumir suficiente fibra con Atkins?

La fibra se encuentra en todos los alimentos del reino vegetal: en las frutas, las verduras, los cereales enteros, los frutos secos y las semillas. Una o dos cucharadas de salvado de trigo, de cáscaras de psyllium, o de semillas de linaza molidas le brindarán la fibra que necesita durante la Inducción, donde su consumo de carbohidratos está limitado a tres tazas diarias de verduras (también sirven para prevenir el estreñimiento que puede darse durante esta fase). Usted no tiene que contar los carbohidratos contenidos en la fibra porque el impacto que tienen en los niveles de azúcar en la sangre es realmente insignificante. Recuerde: deberá acompañar los suplementos de fibra con agua en abundancia. También puede adquirir Atkins Fiber Drops™, un suplemento de fibra con agradable sabor a naranja dulce que contiene más de 2 gramos de fibra por cada gota.

➤ ¿Qué hacer con la fibra cuando se calculan los carbohidratos netos?

El consumo de fibra no interfiere con la pérdida de peso porque el impacto que tiene en los niveles de azúcar en la sangre es mínimo. Así que para calcular los carbohidratos netos, simplemente réstele los gramos de fibra a los gramos de carbohidratos totales.

➤ **¿Las pequeñas cantidades de verduras y la supresión de frutas en Atkins no hacen que el consumo de fibra sea insuficiente?**

La fase de Inducción de Atkins no cumple exactamente con los requisitos para el consumo de fibra establecidos por el Departamento de Agricultura de los Estados Unidos, que son de 25 a 35 diarios, y que pueden suplirse fácilmente consumiendo una cucharada de salvado de trigo, cáscaras de psyllium o semillas de linaza. De todos modos, usted consumirá bastante fibra cuando vuelva a incorporar más verduras, bayas, semillas y frutos secos a su dieta.

➤ **¿Puedo consumir Metamucil® con Atkins?**

Sí, pero lea la etiqueta y compre la variedad sin azúcar.

➤ Estado Físico y Ejercicio

➤ **¿El Método Nutricional Atkins afectará mi rendimiento físico?**

Pensar que consumir muchos carbohidratos es la mejor forma de prepararse para una actividad física intensa es una creencia errónea. Aunque un superávit de carbohidratos le podría dar inicialmente una buena dosis de energía, dicho aumento puede producir una disminución drástica en los niveles de azúcar en la sangre, lo que a su vez le producirá cansancio poco después. No estamos diciendo que haya que eliminar todos los carbohidratos de la dieta, pero un buen atleta rendiría más si consumiera cantidades moderadas de carbohidratos naturales ricos en nutrientes que se encuentran en alimentos como la col rizada, la espinaca, el brócoli, los frutos secos, las semillas y las frutas bajas en ácido glucémico, para que los niveles de azúcar permanezcan estables durante el ejercicio. Si quiere obtener más información sobre entrenamiento físico y nutrición, visite nuestro sitio en Internet www.atkins.com.

➤ ¿Necesito hacer ejercicio para adelgazar con Atkins?

Usted podría perder peso sin hacer ejercicio pero no es lo más recomendable. El ejercicio no sólo acelera el proceso de adelgazamiento sino que también estabiliza el peso, aumenta y tonifica los músculos, además de ofrecer muchos otros beneficios para la salud como la reducción en el riesgo de enfermedades coronarias, paro cardiaco, hipertensión, cáncer de colon y diabetes de tipo II. El levantamiento de pesas también es fundamental para mantener la masa ósea de hombres y mujeres, especialmente con el paso de los años.

➤ ¿En cuánto tiempo veré los resultados del ejercicio?

Tenga paciencia. Dos semanas no son suficientes para que el ejercicio produzca efectos en su cuerpo. Algunas personas, especialmente aquéllas que tienen flacidez, podrían incluso subir ligeramente de peso. Esto se debe a que la masa muscular aumenta a medida que se adquiere más fuerza. Después de los treinta años, todos comenzamos a perder masa muscular, siendo ésta una de las razones por las que su metabolismo comienza a funcionar más lentamente con el paso del tiempo. Mientras más músculos tenga usted, más oxígeno consumirá; el oxígeno quema grasas, y por lo tanto, usted quemará más grasas. Si realiza una rutina de ejercicios cinco días a la semana, debería ver los resultados al cabo de un mes.

➤ ¿Qué clase de ejercicio necesito hacer y cuál es la mejor forma de comenzar?

Necesitará hacer ejercicios aeróbicos para obtener beneficios cardiovasculares y levantar pesas para proteger sus huesos y fortalecer sus músculos, especialmente a medida que pasan los años. Por esta razón, es particularmente importante que las mujeres hagan ejercicio con regularidad.

Consulte con su médico antes de comenzar un programa de ejercicios. Luego, realice cualquier tipo de ejercicio aeróbico que pueda resistir. (No corra si tiene sobrepeso, pues su cuerpo recibirá un fuerte impacto.) Si está muy pasado de libras y fuera de forma, puede hacer diez minutos diarios de ejercicios de silla o aeróbicos acuáticos. Haga ejercicio durante diez minutos diarios. Normalmente, el cuerpo puede resistir un incremento del 10 por ciento semanal de trabajo físico.

El más reciente informe de la Dirección General de Salud Pública (U.S. Surgeon) recomienda un mínimo de sesenta minutos diarios de actividad física moderada a fin de obtener los máximos beneficios posibles de dicha actividad y evitar el aumento de peso. Pasado un tiempo, usted debería hacer una hora diaria de ejercicio.

➤ ¿Qué tipo de ejercicio es seguro para personas muy obesas?

Aquellas personas que sean muy obesas, sin importar su edad, no deberían comenzar un programa de ejercicios sin consultarle previamente a un médico general o a un cardiólogo. Si éste da el visto bueno, no practique deportes de alto impacto como el tenis, el esquí o el atletismo. Más bien camine, monte en bicicleta estática o nade; estos ejercicios no producen ningún impacto corporal. También puede hacer ejercicios de silla, y si utiliza resortes el ejercicio será más intenso y usted saldrá ganando. Si va a nadar, utilice chalecos o cinturones flotadores para que le sea más fácil hacer aeróbicos en el agua.

Recuerde que debe beber agua en abundancia mientras hace ejercicio aunque no sienta sed ni esté sudando copiosamente. Usted tendrá que consumir más líquidos, aun si hace ejercicios al aire libre o en tiempo frío. Aparte de tener otros efectos nocivos en el organismo, la deshidratación hace que los músculos se resientan más y que su cuerpo acumule más ácido láctico.

Lo importante es comenzar a moverse, aunque inicialmente sea poco. Usted se sentirá mejor a medida que el ejercicio se convierta en parte de su vida, cada vez lo disfrutará más y le dará más energía.

➤ Patrones Alimenticios

➤ Mi peso oscila varias libras de un día a otro. ¿A qué se debe esto?

Eso es normal y se debe principalmente al consumo de líquidos, razón por la cual le sugerimos que no se pese todos los días. Su peso también puede variar de la mañana a la noche, así que pésese siempre a la misma hora, pero su ropa le debería quedar diferente de una semana a otra. A modo de incentivo adicional, le invitamos a tomarse medidas corporales al comienzo del programa, así como cada dos semanas.

➤ Si me mantengo en un máximo de 20 carbohidratos netos diarios durante la Inducción,

¿por qué no puedo consumir algunos que provengan del pan integral o de una barra de chololate?

Por dos razones. Primero, no todos los carbohidratos son iguales. El Método Nutricional Atkins fue diseñado para evitar que se disparen los niveles de azúcar en la sangre y que produzcan un exceso de insulina, una hormona que ayuda a convertir los carbohidratos en grasa corporal. Los primeros carbohidratos que usted integrará a su dieta luego de la Inducción serán las verduras, luego semillas y frutos secos, después bayas y por último—si sigue adelgazando—las legumbres y cereales. Incluso el pan de trigo 100 por ciento integral contiene la suficiente cantidad de carbohidratos refinados como para subir el nivel de insulina y hacer que su cuerpo acumule más grasa. Más adelante, si está adelgazando como es debido y ha incrementado los carbohidratos, podrá comerse ocasionalmente una rebanada de pan integral.

Segundo, no sólo se trata de adelgazar rápidamente con Atkins, sino de aprender a consumir carbohidratos nutritivos por el resto de su vida. Estos alimentos contienen la mayor cantidad de vitaminas antioxidantes y fitoquímicos saludables en relación con el número de carbohidratos, obteniendo así el máximo beneficio por cada carbohidrato consumido. Cuando esté a punto de alcanzar su peso ideal y de saber su Nivel de Carbohidratos de Mantenimiento, al igual que la mayoría de las personas, usted podrá disfrutar de una rebanada de pan integral, de medio platano, de una papa horneada, o de una rebanada de pan tajado instantáneo de Atkins Bakery™.

➤ ¿ Por qué varía el contenido de carbohidratos de una etiqueta y de un libro a otro?

Estas inconsistencias se deben a que los carbohidratos no pueden ser calculados con la misma exactitud que las grasas y las proteínas. El número de gramos de carbohidratos suministrado en las etiquetas de alimentos se reduce básicamente a lo que queda una vez que las grasas y las proteínas (así como el agua y las cenizas) son analizadas y pesadas. De este modo, la variación permitida en los análisis de otros ingredientes puede incluirse en el cálculo de carbohidratos. Además, la Food And Drug Administration permite un margen de error del 20 por ciento en la información de nutrientes de tipo II (incluyendo los carbohidratos) ofrecida en las etiquetas alimenticias.

Con respecto al cálculo de carbohidratos que aparece en los libros, existen varios factores adicionales que deben ser tenidos en cuenta como la calidad de la información proporcionada y el proceso para determinar el cálculo. En el caso de los alimentos no procesados como el brócoli, las siguientes variaciones pueden afectar el cálculo final: ¿Está crudo o cocinado? ¿Se incluye o no el tallo? ¿Las porciones son compactas o no? Adicionalmente, algunos libros sólo mencionan las porciones pero no especifican de qué están constituidas. Finalmente, para hacer estos análisis se utilizan diferentes clases de software, y no todos son inmunes a los "virus," lo cual produciría una variación en los resultados. Las inconsistencias que hemos enunciado también son válidas para los alimentos empacados.

Además, la mayoría de las etiquetas no separan los carbohidratos netos, que son los únicos gramos de carbohidratos que usted necesita calcular con Atkins. En términos simples, los carbohidratos netos son los gramos totales de carbohidratos menos los gramos de fibra, los cuales tienen un impacto muy reducido en los niveles de azúcar.

➤ **¿Qué diferencia hay entre la soya en polvo, el extracto de proteína de soya, la harina de soya, la proteína en polvo y el extracto de proteína del suero lácteo, todos los cuales son bajos en carbohidratos?**

La soya en polvo y la harina de soya son elaboradas a partir del fríjol de soya. Ambas contienen proteínas y algunos carbohidratos, y son permitidas en Atkins. La soya en polvo es más triturada que la harina de soya, por lo cual es más recomendada para batidos; si se trata de hornear, la harina de soya es más densa que la soya en polvo y por ello contiene más carbohidratos. Si quiere obtener los mejores resultados, especialmente en la fase de Inducción, sustituya la harina de soya por la mezcla para hornear de Atkins Quick Quisine™, pues tiene un contenido mínimo de carbohidratos.

El extracto de proteína de soya, como su nombre lo indica, separa la proteína de los carbohidratos presentes en los fríjoles de soya, lo que hace que sea más baja en carbohidratos que la soya en harina o en polvo.

La proteína en polvo es una fuente de proteína pura, y suele ser elaborada a partir de proteínas vegetales o del huevo. Recuerde que muchas de las proteínas en polvo contienen ciertos carbohidratos con rellenos y azúcares ocultos. Lea la etiqueta para verificar el contenido de carbohidratos y de azúcar.

El extracto de proteína de suero lácteo está considerado como la fuente proteínica de más alta calidad en términos de la capacidad que tiene el organismo para utilizarlo. Es extremadamente bajo en carbohidratos, rico en proteínas y prácticamente libre de grasas. También se le atribuyen propiedades inmunizantes, pues aumenta los niveles celulares de glutación, un valioso antioxidante. Las mezclas para batidos y los batidos instantáneos de Atkins Advantage™ contienen extracto de proteína de suero lácteo.

➤ ¿Qué snacks saludables les puedo dar a mis hijos en vez de comida chatarra?

Puede darles arándanos con crema batida o una mezcla de frutos secos, semillas y pasas. Otras alternativas son el pan integral, las galletas con queso o con mantequilla de maní, los tallos de apio con mantequilla fabricada de alguna otra nuez, las palomitas de maíz hechas en air popper (recipiente para hacer palomitas de maíz) y rociadas con mantequilla, los huevos a la diabla, los rollitos de jamón o de carne de pavo con queso.

Ofrézcales a sus hijos aguas seltzer o té helado de hierbas en lugar de sodas o de jugos de frutas. Si les gustan demasiado los jugos de frutas, déles la fruta entera, que producen un menor aumento en los niveles de azúcar en la sangre. También puede hacerles chocolate caliente en el invierno, reemplazando el azúcar por Splenda®. Mantenga una buena cantidad de barras Atkins Advantage™ y de barras Atkins Morning Start™ a su alcance para snacks y sorpréndalos con la mezcla para batidos de Atkins Advantage™ o con un helado Atkins Endulge™. Visite nuestro sitio en Internet www.atkins.com para otras deliciosas recetas.

➤ **Desde que comencé Atkins, tengo mal aliento. ¿Qué puedo hacer al respecto?**

Cuando su cuerpo quema principalmente grasas para obtener energía en vez de glucosa, produce cetonas como resultado de la disolución de grasas liberadas en la orina y en el aliento. Aunque esto puede ser molesto, la buena noticia es que el "aliento a cetona" es la prueba de que usted está quemando las grasas acumuladas. Mientras más cetonas produzca su organismo, más grasas estará quemando.

Beber una buena cantidad de agua contribuye a disolver la concentración de cetonas. El perejil es un ingrediente natural contra el mal aliento, así como las gotas de aceite de menta, que usted conseguirá en tiendas de productos naturales. (Revise la etiqueta para asegurarse que no contenga azúcar.) También podrá controlar el mal aliento si mastica ramitas de perejil fresco o si toma cápsulas como Breath–a–Sure, disponibles en tiendas de productos naturales y farmacias. Si bebe agua en abundancia, el mal aliento causado por la cetosis durará solamente unas pocas semanas.

➤ ¿Dónde puedo adquirir un método para calcular los gramos de carbohidratos?

El nuevo *Método Atkins para calcular los gramos de carbohidratos* es un libro de bolsillo práctico que podrá llevar al restaurante o a las tiendas de comestibles. También puede encontrar información en la sección de "Alimentos y Recetas" de nuestro sitio en Internet www.atkins.com.

➤ ¿Cuál es la diferencia entre el método para calcular los gramos de carbohidratos y el índice glucémico?

El método para calcular los gramos de carbohidratos suministra el valor total de carbohidratos que posee determinado alimento. Sin embargo, los únicos carbohidratos importantes en Atkins son los carbohidratos netos, los cuales están especificados en el *Nuevo Método Atkins para Calcular los Gramos de Carbohidratos.* El índice de glucémico sirve para medir la rapidez con la que determinado carbohidrato sube los niveles de azúcar. Usted podrá utilizar el índice de glucémico para seleccionar alimentos con carbohidratos que tengan un leve impacto en sus niveles de azúcar. Sin embargo, recuerde que el consumo de carbohidratos es un asunto de suma importancia cuando se hace Atkins.

➤ ¿Qué ideas pueden ofrecerme sobre almuerzos que pueda llevar al trabajo durante la Inducción?

Las opciones abundan: los huevos duros, alas o muslos de pollo, queso tajado u otro queso empacado (que no sea artificial); rollitos de pavo, de pollo, de carne asada, de salmón ahumado relleno con queso crema o suizo son alimentos idóneos que usted podrá llevar a su lugar de trabajo. También puede preparar deliciosos sándwiches con pan tajado instantáneo de Atkins Bakery™ y carne asada, lonjas de pavo, atún, salmón, pollo o ensalada de huevo con mayonesa y apio. (Que sean sándwiches abiertos durante la Inducción.) Cualquier ensalada verde puede ser acompañada con alguna proteína, bien sea que usted la consuma en un restaurante o en casa. Los alimentos como las aceitunas y el aguacate le dan un atractivo adicional a las ensaladas. Invierta en una heladera portátil y cárguela con hielo o utilice el refrigerador de su sitio de trabajo.

➤ ¿Por qué tengo ansias de dulces, panes y galletas?

Si usted comenzó a hacer Atkins recientemente, es probable que sus niveles de azúcar no se hayan estabilizado todavía. Las ansias deberían desaparecer al quinto día si sigue fielmente la Inducción. En algunas ocasiones, las mujeres sienten ansiedad antes del período. Cuanto más tiempo lleve en Atkins, menos ansiedad sentirá.

Saltarse las comidas o espaciarlas por mucho tiempo también puede producir ansias y de ahí la importancia de comer con regularidad. Otra posibilidad es que usted sea alérgico a algún alimento. Muchas personas suelen desear precisamente aquello que no pueden consumir: los productos lácteos, el maní, el trigo, la levadura y el maíz son algunos de esos alimentos. No deberá consumir maní, trigo ni maíz durante la Inducción. Elimine, uno a uno, otros alimentos sospechosos y vea si las ansias desaparecen.

El estrés también puede causar ansiedad. El azúcar de la sangre se puede desestabilizar por esta razón, lo que a su vez le hará desear ciertos alimentos. El exceso de cafeína también puede propiciar una respuesta hipoglucémica o inestabilidad en los niveles de azúcar en la sangre a algunas personas, lo que a su vez produce ansias de ciertos alimentos. El suplemento L–glutamine puede ayudar a reducir esas ansias, al igual que el Atkins Dieter's Advantage ™, el cual contiene nutrientes y extractos alimenticios que controlan el apetito, como el cromo, que ayuda a estabilizar los niveles de azúcar.

Consumir grasas puede satisfacerlo más, mitigando así las ansias. Si usted está haciendo todo como es debido y continúa sintiéndolas, haga lo siguiente: cómase media barra de Atkins Advantage™, algunas aceitunas, queso, aguacate o un tallo de apio con queso crema. Por sobre todo, no sucumba a estos deseos; eso sólo desencadenará más y más ansias, trampas y un seguro aumento de peso.

➤ Dejé de consumir azúcar y tengo síndrome de abstinencia. ¿Qué puedo hacer?

Un pequeño porcentaje de las personas que están en Inducción sufre síndrome de abstinencia, el cual se puede manifestar con dolor de cabeza, náusea, mareos, fatiga, calambres musculares o irritabilidad. Si usted es capaz de resistir el síndrome, de todos modos éste debería desaparecer en cuatro o cinco días. De lo contrario, procure aumentar el consumo de verduras durante varios días. Vuelva a consumir no más de 20 gramos diarios de carbohidratos netos tan pronto hayan desaparecido las molestias. Tome una buena cantidad diaria de agua, así como un suplemento de vitaminas y minerales que contenga magnesio, calcio y potasio.

➤ Atkins recomienda consumir muchos huevos, pero ¿no es dañino tanto colesterol?

Si tuviéramos que elegir el alimento perfecto, ese sería el huevo. Algunos alimentos proveen algunas vitaminas y minerales, pero el huevo es el alimento más completo de la naturaleza. Es uno de los pocos en suministrar colina y los ocho aminoácidos esenciales que ayudan a formar proteínas. Nosotros tenemos que obtener estas ocho sustancias de alimentos o suplementos, pues nuestro organismo no las produce. La yema del huevo es pura proteína, así que si usted consume omelettes preparadas con claras de huevo dejará de obtener una de las partes más nutritivas que tiene este alimento.

Quienes no han consumido huevos en años por temor a que se les dispare el colesterol, igual podrían tenerlo alto. Cuando usted sigue un estilo de vida bajo en carbohidratos y está más allá del límite de tolerancia a los carbohidratos, quemará grasas para obtener energía. Además, si sigue una dieta de carbohidratos controlados, el colesterol que tiene el huevo no le subirá sus niveles de colesterol.

➤ ¿Qué alimentos están permitidos en Mantenimiento de por Vida una vez que llegue a mi peso ideal?

Su límite individual de carbohidratos regulará en gran medida su régimen de mantenimiento, el cual es un producto de su metabolismo y nivel de actividad. Las personas más jóvenes y los hombres tienden a tener metabolismos más rápidos que las personas mayores y las mujeres. Si su límite de carbohidratos de mantenimiento es alto y usted realiza una actividad física intensa con regularidad, puede consumir alimentos que contengan almidones como fríjoles, legumbres, cereales integrales y frutas con moderación. De otra parte, si su límite de carbohidratos es bajo y usted no es una persona muy activa, debe evitar estos alimentos o consumirlos muy ocasionalmente. En cualquiera de estos dos casos, su programa nutricional continuará haciendo énfasis en los alimentos integrales y en suprimir el azúcar, las harinas blancas, las grasas hidrogenadas y todos los alimentos procesados.

➤ ¿Por qué Atkins ofrece una ventaja metabólica con relación a otras dietas bajas en grasas?

Simplemente porque su cuerpo utilizará más energía para quemar grasas y proteínas en vez de carbohidratos. La idea convencional que se tiene es que el número de calorías que usted consume (y gasta) determina el uso o la acumulación de dicha energía. Consuma menos calorías, gaste un mayor número de ellas, y perderá peso. Sin embargo, las dietas bajas en grasas o en calorías no sacian, y por eso es difícil mantenerse en ellas. Además, su alto contenido de carbohidratos produce ansiedad y le hará atiborrarse de comida. En cambio, al controlar el consumo de carbohidratos y quemar así grasas para obtener energía, las personas que hacen Atkins pueden comer alimentos que sacien, ricos en grasas y en calorías, al mismo tiempo que adelgazan. Ese margen adicional es llamado ventaja metabólica.

➤ ¿Por qué debo evitar la margarina?

El Método Nutricional de Atkins fomenta el consumo de grasas naturales, pero existe un tipo artificial de grasas cuyos componentes no se disuelven con la temperatura corporal y que pueden contribuir a la formación de placa, incrementando así el riesgo de un paro cardiaco y de enfermedades coronarias. Estas grasas procesadas, conocidas como *trans,* se encuentran en el aceite hidrogenado (presente en casi todas las margarinas), las mantecas, en algunas marcas de mantequilla de maní y en muchos productos horneados y snacks (papas fritas, chocolates, etcétera). Recomendamos reemplazar la margarina por la mantequilla. Sin embargo, algunas margarinas no contienen aceites hidrogenados y por lo tanto son una alternativa aceptable. En ese caso, se especificará en la etiqueta que el producto "no contiene grasas *trans.*" Otras opciones saludables de grasas son las aceitunas y el aceite de oliva, el aguacate, los frutos secos, el aceite de éstos, las semillas y el aceite de linaza, las semillas y el aceite de girasol, al igual que pescados grasos como el salmón, las sardinas y la macarela. Los aceites de cártamo (alazor) y de maíz son aceptables pero no deberían ser la principal fuente de grasas. Es importante consumir grasas de todos los tipos de un modo balanceado, incluyendo monoinsaturadas, poliinsaturadas y saturadas.

➤ ¿Qué son los nitratos y por qué son nocivos para la salud?

Los nitratos y los nitritos son sustancias que se le agregan a ciertas carnes como el tocino, el jamón curado y el pescado ahumado, a fin de darles un color agradable y de impedir la aparición de gérmenes y tóxicos. Aunque estas sustancias no son cancerígenas, pueden producir componentes como las nitrosaminas, que han sido encontradas en los niveles más altos de cáncer en los animales, particularmente en el gástrico y de colon. Debido a esto, lo más recomendable es limitar el consumo de nitratos o nitritos. Encontrará alimentos sin nitratos en tiendas de productos naturales y en algunos supermercados.

➤ ¿Puedo comer pasta de nuevo?

Si usted es una persona medianamente activa y su límite de consumo de carbohidratos es relativamente alto, podría consumir porciones moderadas de pasta cuando esté en Premantenimiento o en Mantenimiento de por Vida. Si en ese entonces le apetece comer esporádicamente pasta o alguna otra comida rica en carbohidratos, prográmese: reduzca el consumo de carbohidratos durante un día, coma pasta esa noche y vuelva a reducir los carbohidratos al día siguiente. Si quiere comer pasta con frecuencia, coma una pequeña porción (media taza) y disfrútela con suficientes proteínas y grasas, para que los azúcares sean liberados de un modo más lento y uniforme.

De ser posible, consuma pasta integral de trigo o de soya en lugar de la pasta convencional, la cual es manufacturada con harinas blancas. Los Pasta Cuts de Atkins®, elaborados con soya, sólo contienen 3 gramos de carbohidratos netos por porción y son alimentos apropiados una vez que usted esté en PPP. Pruebe también los Pasta Sides de Atkins Quick Quisine™, que vienen en tres variedades: Coditos & queso (Elbows & Cheese), Fettucini Alfredo y Crema al pesto (Pesto Cream).

➤ ¿Toda esa cantidad de proteína que se consume en Atkins no causa problemas en los riñones y en el hígado?

No existen estudios que demuestren que hacer Atkins cause problemas en los riñones o en el hígado de personas sanas. Experimentos que monitoreaban el funcionamiento del hígado, los riñones y del corazón en pacientes que seguían dietas bajas en carbohidratos similares a Atkins, no mostraron ningún efecto negativo. Aquellas personas que sufran actualmente serias enfermedades hepáticas tienen que restringir en extremo todo lo que consumen, incluyendo el agua, así que Atkins no sería apropiado para ellas.

➤ Me hacen mucha falta las frutas. ¿Cuáles son relativamente bajas en carbohidratos?

Usted debería abstenerse completamente de comer frutas durante la Inducción, ya que casi todas las personas sienten que esto dificulta la quema de grasas. Cuando pase a PPP, podrá comer bayas, las cuales son relativamente bajas en carbohidratos, mientras que no retarden ni detengan su pérdida de peso. 3/4 de taza de fresas o de frambuesas o 1/3 de taza de arándanos frescos contienen aproximadamente 5 gramos de carbohidratos netos.

La mayoría de las personas que lleguen a la fase de Premantenimiento también podrán disfrutar de frutas con bajo contenido glucémico como ciruelas, nectarinas, manzanas, cerezas y kiwis en cantidades moderadas. Pero recuerde: siga calculando sus carbohidratos y consulte el método para calcular los gramos de carbohidratos. También podrá comer un máximo de una taza de bayas al día. Consuma frutas cítricas ricas en azúcar y platanos sólo ocasionalmente. La toronja es la fruta más baja en azúcar. No beba jugos de frutas, pues tienen mucho azúcar. Es preferible diluir un poco de jugo en una soda carbonatada, aunque lo más recomendable es comer frutas enteras y ricas en fibra.

Como regla general, consuma una o dos frutas al día. Una vez que usted sepa qué tan tolerante es al azúcar de las frutas y que siga adelgazando o manteniendo su peso, y dependiendo de la fase del programa en la que se encuentre, podrá consumir frutas de mayor contenido glucémico como la pera, el mango, el melón, la piña y otras. Comer frutas con queso, crema batida o frutos secos retarda la liberación de azúcar en el torrente sanguíneo.

➤ Pensé que no iba a sentir hambre con Atkins, pero sí. ¿A qué se debe?

Si tiene hambre ¡coma! Si se está muriendo de hambre, debería haber comido hace treinta minutos. Así como comer en exceso hace que su organismo se resista a adelgazar, esto mismo puede pasar si come muy poco, pues su metabolismo funcionará de un modo más lento. Coma porciones razonables y hágalo con regularidad. Así mismo, consuma suficientes grasas naturales como aceite de oliva, pescados grasos y aguacate, ya que los alimentos que contienen grasas y proteínas son los que más sacian. Si usted no consume la suficiente cantidad de grasas, eso interferirá con la capacidad que tiene su organismo de quemar sus propias grasas para obtener energía.

➤ ¿Puedo seguir una versión de Atkins que sea baja en grasas?

Las grasas son el mecanismo que hace posible adelgazar controlando los carbohidratos. El Método Nutricional Atkins le enseña cómo utilizarlas a su favor. Cuando usted hace Atkins, las grasas son sus mejores amigas, no sólo porque sacian, sino también porque retardan la liberación de glucosa en la sangre. El consumo de éstas reduce las ansias de carbohidratos, pues equilibran la fluctuación de azúcar en la sangre. Las grasas provenientes de los alimentos, complementadas con un consumo controlado de carbohidratos, aceleran la quema de grasas acumuladas en el cuerpo. El proceso metabólico por medio del cual su cuerpo utiliza las grasas—en lugar de glucosa—para obtener energía se denomina lipólisis.

Sin embargo, usted querrá centrarse en las grasas "buenas." Las grasas naturales y saludables que se encuentran en las aceitunas, el aceite de oliva, las semillas, los frutos secos, las mantequillas, en los aceites de semillas y de frutos secos, en los aguacates y también en pescados grasos como el salmón, las sardinas y la macarela. Las grasas saturadas de las carnes, la mantequilla y el aceite de coco no son nocivas si se mezclan con otros tipos de grasas como las poliinsaturadas y las monoinsaturadas. Si controla el consumo de carbohidratos y se mantiene por debajo del límite, usted comenzará a quemar las grasas corporales así como las provenientes de alimentos para obtener energía. Los tipos de grasas que debería evitar son las hidrogenadas, pues son procesadas y alteradas químicamente (también llamadas *trans*). Se encuentran en las mantecas y en la inmensa mayoría de alimentos procesados y empacados como las galletas de sal y de dulce, los pretzels, las papas fritas, los sustitutos de crema no lácteos, los doritos, los cereales y los panes. Lea las etiquetas alimenticias y evite los aceites hidrogenados o parcialmente hidrogenados. Adquiera aceites prensados en frío y almacénelos en un sitio oscuro y fresco para que no se oxiden ni se pongan rancios. Las altas temperaturas alteran la estructura molecular de las células y transformarán las grasas "buenas" en grasas "malas," así que tenga cuidado en no quemar el aceite ni en dejar que desprenda humo cuando cocine.

Las personas que intenten hacer su propia versión de Atkins baja en grasas, no sólo sentirán hambre, sino que tampoco adelgazarán, como sí lo hacen quienes consumen grasas saludables.

➤ ¿Se permite el consumo de frutos secos y semillas durante la Inducción, así contengan carbohidratos?

Las distintas clases de frutos secos y semillas tienen diferentes porcentajes de grasas, proteínas y carbohidratos. No recomendamos consumir estos alimentos durante las primeras dos semanas de Inducción. Si luego de esto sigue perdiendo peso constantemente, puede tratar de introducir algunos de estos alimentos en su dieta.

Vale la pena mencionar que es muy difícil comer frutos secos con moderación: después del uno sigue el otro y así podrá comer varias onzas. Compre paquetes de una o dos onzas para que pueda controlar las porciones y no sienta la tentación de comer excesivamente.

➤ **Escuché que las personas que hacen Atkins se acostumbraban a comer alimentos grasosos como tocino y huevos, y que cuando terminaban el programa, ganaban más peso del que habían perdido. ¿Es verdad?**

No. Atkins es un programa alimenticio para toda la vida. La mayoría de las personas se vuelven obesas porque consumen alimentos procesados, refinados y llenos de azúcar, y sus organismos no pueden quemar tantas calorías vacías. El consumo de alimentos ricos en grasas como los huevos, el queso y un par de lonjas de tocino es recomendable sólo cuando es complementado con una dieta baja en carbohidratos, particularmente aquéllos que son refinados. Durante la Inducción, fase en la que los carbohidratos están más limitados, usted puede comer muchas grasas, al mismo tiempo que adelgaza y mejora sus niveles de colesterol y de triglicéridos. Sin embargo, usted comenzará a reemplazar parte de las grasas por carbohidratos ricos en nutrientes una vez que comience a perder peso más lentamente y que su organismo deje de quemar principalmente grasas para obtener energía.

En todas las fases de Atkins se recomienda obtener una parte de las grasas a partir de pescados grasos como el salmón, el atún y las sardinas, los frutos secos, las semillas y el aceite de oliva, el cual es conocido por los beneficios que tiene en la salud. Si consume tocino asegúrese de que no contenga nitratos.

En segunda instancia, si una persona hace Atkins, y vuelve a consumir muchos carbohidratos luego de haber perdido peso, seguramente volverá a recuperarlo, no importa cuánto tocino y huevos consuma. Ingerir una gran cantidad de grasas y carbohidratos—la típica dieta americana—es la receta ideal para llenarse de problemas de salud. Lo importante es recordar que Atkins es un programa alimenticio de por vida y que el proceso gradual mediante el cual usted adquiere unos hábitos alimenticios saludables le ayudará a reforzar este patrón de conducta.

➤ ¿Qué debería saber acerca de los estudios que señalan que un alto consumo de grasas es perjudicial para la salud?

Todas las investigaciones que afirman que un alto consumo de grasas es perjudicial para la salud han sido realizadas en dietas mixtas que contenían los suficientes carbohidratos como para que el cuerpo quemara glucosa—en lugar de grasas—para obtener energía. Cuando las grasas son la principal fuente de energía, su organismo las metaboliza en lugar de almacenarlas, así que esto no supone ningún riesgo. No hay estudios que hayan podido establecer una relación entre una dieta baja en carbohidratos y alta en grasas con algún tipo de riesgos para la salud.

➤ ¿Es verdad que Atkins funciona simplemente porque es un programa bajo en calorías?

No. Aunque algunas personas que estén haciendo Atkins puedan consumir menos calorías que antes, esto no se debe a que el programa sea restrictivo o limite excesivamente el consumo de alimentos. Es posible que consuman menos calorías porque sientan menos hambre y obsesión por la comida. De otra parte, diversos estudios señalan que alguien que haga Atkins puede consumir más calorías y perder más peso que una persona que siga una dieta baja en grasas. Por ejemplo, un experimento realizado en el Schneider's Children Hospital en New Hyde Park, Nueva York, en el 2001 sobre niños y adolescentes obesos y con sobrepeso, encontró que aquéllos que llevaban una dieta de 1800 calorías diarias, alta en grasas y proteínas, perdieron 10.5 libras más que aquéllos que siguieron una típica dieta de 1100 calorías, considerada como baja en grasas. Y en el grupo de los que consumían muchas proteínas, los niveles de colesterol y de triglicéridos disminuyeron, mientras que el colesterol "bueno" (HDL) aumentó.

➤ ¿Es cierto que hacer Atkins produce ansia de dulces?

No. Si usted es adicto al azúcar, hacer Atkins le permitirá ser consciente de ello, y la abstinencia es el método más infalible para curarse de cualquier adicción. Atkins elimina el azúcar de la dieta, rompiendo así con la adicción. No obstante, las grasas y las proteínas dan una sensación de saciedad, y esto le hará sentirse más lleno y satisfecho durante períodos más prolongados. Cuando su organismo quema grasas, también produce cetonas y éstas tienen un efecto natural supresor del apetito. El ansia de dulce normalmente desaparece después del tercer o cuarto día de la Inducción, y usted podrá controlar mejor lo que coma. Adicionalmente, los suplementos de cromo y de glutamina le ayudarán a superar su adicción al azúcar.

➤ ¿Por qué Atkins permite las comidas fritas? ¿Acaso no son perjudiciales?

Las comidas fritas hacen que Atkins sea más agradable y que no afecte de modo negativo la quema de grasas. Sin embargo, si hubiera que elegir, es preferible consumir alimentos a la plancha, asados o salteados, pues estos métodos culinarios eliminan las "grasas malas" producidas por las altas temperaturas que se requieren para freír. Nunca apane los alimentos fritos con harinas ni con migas de pan; más bien con nueces molidas o semillas.

➤ ¿El Método Nutricional Atkins es apropiado para vegetarianos?

Aunque numerosos estudios científicos han señalado las ventajas de seguir una dieta que incluya cantidades saludables de aves, pescado, cerdo y carne de res, muchos individuos optan por el vegetarianismo debido a una serie de razones que van desde lo filosófico hasta las motivaciones gastronómicas. Atkins es una opción viable para los vegetarianos, especialmente para aquéllos que consumen una cantidad excesiva de almidones (cereales refinados, pasta, papas al natural y empacadas y otros snacks procesados). Cuando una persona sigue una dieta de carbohidratos controlados de origen vegetal, se beneficia de una alimentación más nutritiva y satisfactoria. Las proteínas como el tofu, el tempeh y el seitan, los huevos y el queso, los frutos secos y semillas, se pueden sustituir por carnes, aves y pescado. Dependiendo de la tolerancia que cada persona tenga a los carbohidratos, o de su Nivel Crítico de Carbohidratos de Mantenimiento, se recomienda el consumo de frutos secos y semillas, así como de verduras y frutas bajas en ácido glucémico, lentejas y otras legumbres. Durante la Inducción, los vegetarianos deberían prestar atención especial a las grasas que consumen, asegurarse de ingerir una cantidad generosa de aceites y otras grasas y disfrutar de alimentos apropiados como aguacate y aceitunas, a fin de garantizar que estén recibiendo suficientes calorías. Los vegetarianos también deberían consumir la gran variedad de productos Atkins bajos en carbohidratos como pan y pasta elaborados con soya.

➤ ¿Por qué el Método Nutricional Atkins limita la cantidad de queso?

Aunque el queso es una fuente de proteína y de grasas, también contiene carbohidratos, mientras que la carne no. Si usted sigue Atkins, puede comer hasta cuatro onzas de queso al día. Como regla general, una onza de queso rancio—un cubo de una pulgada o 1/4 de taza de queso rallado—suministra un gramo de carbohidratos y no contiene fibra. (Los quesos rancios incluyen el azul, el brie, el cheddar, el edam, el gouda, el gruyere, el Havarti, el Jarlsberg, el parmesano, el provolone, el romano y el suizo.) Los quesos frescos como el campesino, el farmer, el feta y el ricotta suelen contener más gramos de carbohidratos por porción. (Nota: el queso no contiene fibra, así que los carbohidratos netos son iguales a los carbohidratos totales.)

➤ ¿Beber té me ayudará a perder peso?

Hay evidencias que sugieren que beber té podría aumentar el ritmo metabólico, lo que ayudaría a acelerar ligeramente la pérdida de peso. Un estudio practicado a diez hombres jóvenes y saludables en 1999 demostró que cuando ingirieron cápsulas que contenían extracto de té verde, gastaron más energías que cuando tomaron cápsulas que sólo contenían cafeína o azúcar. En otras palabras, el extracto de té verde hacía que su metabolismo funcionara más rápido y quemaran más grasas.

Pero aunque el té verde tenga un pequeño efecto sobre su metabolismo, consumirlo puede ayudarle a adelgazar de otras maneras. Una taza de té caliente y descafeinado, acompañado de un pequeño snack rico en proteínas, es ideal para calmar el hambre que se siente entre comidas. Así mismo, beber una taza de té media hora antes de las comidas ayuda a calmar el apetito y usted correrá menos riegos de comer en exceso. También puede reemplazar el postre por una taza de té y endulzarlo con un poco de edulcorante como Splenda® para que los carbohidratos sean mínimos. Se recomienda no agregarle leche.

➤ Asuntos Médicos y de la Salud

➤ ¿Cómo me ayudará Atkins a bajar mi colesterol?

Existen dos fuentes de energía para nuestro organismo: la glucosa y las grasas. Si restringe debidamente los carbohidratos, su organismo quemará básicamente grasas para obtener energía, y cuando éstas provienen de los alimentos, son metabolizadas—no acumuladas—y por consiguiente, no suponen ningún riesgo para su salud. Su organismo también quemará las grasas acumuladas. Es por ello que si se hace un examen de sangre poco después de haber comenzado Atkins, éste mostrará un nivel de triglicéridos más bajo, lo que rebajará su colesterol total y le elevará el colesterol "bueno" (HDL).

➤ **Tengo estreñimiento desde que comencé a hacer Atkins. ¿Cómo puedo evitar esto?**

Es normal tener un poco de estreñimiento durante la primera semana de Inducción. Esto se debe al cambio en la dieta, y especialmente a la reducción de la fibra que se encuentra en las frutas y verduras. Asegúrese de comer al menos tres tazas de verduras para ensalada, no consuma su ración de carbohidratos en otros alimentos y beba un mínimo de ocho vasos de agua al día. Luego de un par de semanas, su cuerpo se debería adaptar y el estreñimiento ya no sería ninguna molestia. Incorpore inicialmente carbohidratos provenientes de verduras y luego de semillas, frutos secos y bayas. Si sigue sintiendo estreñimiento, existen varios remedios. Primero, beba ocho vasos de agua de 8 onzas todos los días. Una hidratación insuficiente es la principal causa del estreñimiento. La mayoría de las personas, especialmente las mujeres, no consumen suficiente agua y casi siempre mantienen una ligera deshidratación. Segundo, consuma algunos suplementos de fibra. Puede agregarle salvado de trigo a su ensalada, tomar cáscaras de psyllium mezcladas con agua o té helado descafeinado, o semillas de linaza molidas y licuadas con una bebida proteínica. La cantidad varía de una persona a otra; comience con una cucharada. Es posible que se tarde algunos días en encontrar la cantidad adecuada para usted. Tenga cuidado en no consumir mucha fibra; puede ser nociva si se consume en exceso. Por último, incrementar la actividad física también puede ayudarle.

➤ ¿Puedo seguir el Método Nutricional Atkins si tengo diabetes?

En realidad, el Método Nutricional Atkins disminuye el riesgo de desarrollar resistencia a la insulina o diabetes. También se ha demostrado que restringir los carbohidratos contribuye a regular los niveles de azúcar y la producción de insulina, disminuyendo así la necesidad de tomar medicamentos. En ese caso, la supervisión médica es obligatoria, sobre todo si usted está tomando medicamentos, ya que su médico tendrá que reajustarle su dosis. Adelgazar y controlar los carbohidratos contribuye a aliviar o a moderar la resistencia a la insulina. Muchas personas han suspendido sus medicamentos para siempre y otras los han reducido a una dosis mínima.

➤ He tenido varios episodios de diarrea desde que comencé a hacer Atkins. ¿Cómo puedo evitar esto?

Es raro tener diarrea cuando se hace Atkins. De hecho, es más probable que pueda presentarse cierto estreñimiento durante las primeras etapas de la Inducción. Sin embargo, algunas personas no toleran los productos lácteos y sería entonces conveniente eliminarlos. Además, el queso y la crema pueden producir diarrea. También puede consumir cáscaras de psyllium con regularidad (sin dulce), pues ayudan a formar masa y actúan como una esponja, absorbiendo el agua y permitiendo una evacuación normal. Un aumento en el consumo de proteínas podría producir el mismo resultado. Es probable que aquellas personas que hayan llevado una dieta extremadamente baja en grasas antes de hacer Atkins puedan tardar más en adaptarse.

Si la diarrea no es causada por las grasas dietarias, podría deberse entonces a los suplementos recomendados. Absténgase de ellos por una semana, y si desaparece la diarrea, reincorpórelos uno a uno. Si tiene diarrea, es muy importante que beba al menos ocho vasos diarios de agua para que no se deshidrate.

➤ He sentido mareos desde que comencé a hacer Atkins. ¿Cuál es la causa y qué debo hacer?

Si está comenzando a hacer Atkins, es posible que tenga un síndrome de abstinencia de carbohidratos, el cual no debería durar más de cuatro o cinco días. Comer más ensaladas y verduras le ayudará a aliviar estos síntomas. Deje pasar varios días y vuelva al nivel de carbohidratos netos que se recomiendan en la Inducción. Coma regularmente, no se salte comidas ni deje de comer cuando sienta hambre. Así mismo, manténgase bien hidratado. Si ha adelgazado muy rápidamente, es posible que haya perdido minerales que necesita recuperar. Tome un suplemento multivitamínico y de minerales. Si los síntomas continúan, consulte a un médico o profesional de la salud.

➤ **Escuché que iba a sentirme con más energía si hacía Atkins, pero me siento débil y aletargado desde que comencé. ¿A qué se debe esto y qué puedo hacer?**

Si usted está comenzando a hacer Atkins, podría estar teniendo síndrome de abstinencia de carbohidratos. Los dolores de cabeza, la irritabilidad, la náusea, los mareos y el cansancio son los síntomas más frecuentes. La abstinencia de carbohidratos podría fomentar la migraña, especialmente si usted tiene antecedentes. En caso de presentarse, dichos síntomas aparecen a las doce horas de haber cambiado su dieta. Afortunadamente, casi nunca duran más de cuatro o cinco días, aunque en pocos casos podrían prolongarse por una semana.

Lo único que necesita hacer para acabar con el cansancio es tomar un suplemento de multivitaminas y minerales, y otro de ácidos grasos esenciales.

Es importante que entienda que su metabolismo ha funcionado toda la vida con glucosa (azúcar). La glucosa es la fuente de energía preferida por el organismo, porque éste la quema con rapidez. Con Atkins, usted pasa de tener un metabolismo que funciona principalmente con glucosa, a uno que lo hace con grasas. El síndrome de abstinencia aparece durante el período de adaptación en que tiene lugar el cambio. Es posible que pueda sentir cansancio, dolor de cabeza o que experimente otros síntomas hasta que se adapte a esta nueva fuente energética.

Los síntomas deberían desaparecer cuando su organismo se acostumbre a quemar grasas para obtener energía. Mientras tanto, podrá atenuarlos aumentando ligeramente el consumo de carbohidratos provenientes de ensaladas verdes, espinaca, brócoli y vainitas. Reduzca el consumo diario de carbohidratos a 20 gramos una vez que su organismo se haya adaptado y los síntomas hayan disminuido.

Se pueden mantener altos niveles de energía comiendo snacks ricos en proteínas y en grasas. Si está en su casa, pruebe una tajada de pavo o apio con queso crema. Si va a salir, lleve queso en cubitos o una barra de Atkins Advantage™ o de Mornig Start™. Los frutos secos y semillas también son unos snacks excelentes que usted podrá comer después de las dos semanas iniciales de Inducción.

Algunas personas hacen Atkins por tres o cuatro días, luego se retiran, y nunca le dan a su organismo la oportunidad de realizar el cambio metabólico. Sólo se comienza a quemar grasas aproximadamente al quinto día del programa. Cuando su organismo queme grasas para obtener energía y se adapte, usted deberá sentirse con más energía. De hecho, la mayoría de las personas dicen que sienten una especie de "aceleramiento" después del cuarto día. Si los síntomas continúan, consulte a su médico.

➤ ¿Es peligroso adelgazar con mucha rapidez?

Por primera vez en su vida, usted podría adelgazar rápidamente durante la Inducción. La pérdida de peso es tan significativa porque usted pierde una buena cantidad de peso en agua durante la primera semana. Sin embargo, también empezará a perder grasa después de unos cuatro días. Es probable que los hombres jóvenes y las personas que quieran perder mucho peso sean quienes adelgacen con mayor rapidez al comienzo del programa.

Adelgazar rápidamente sólo es preocupante si:

1. Usted no consume suficientes alimentos, lo que podría hacerle perder masa muscular. Si quiere perder sólo grasas corporales, coma con regularidad y consuma el número adecuado de calorías. Si no siente hambre a la hora de las comidas, tome un pequeño snack con sus suplementos. Además, beba al menos 64 onzas de agua diariamente.
2. Se siente enfermo, débil, con mareos o cansado. Si está adelgazando con mucha rapidez, especialmente al comienzo del programa, es probable que esté teniendo un efecto diurético extremado, lo que podría agotar sus reservas de agua y de algunos electrolitos, los cuales contienen sodio, potasio, calcio y magnesio. Los síntomas de la carencia de electrolitos son los calambres musculares y la pesadez en las pier-

nas cuando se suben escaleras. Quizá tenga que consumir más verduras para así retardar la pérdida de peso y tomar un suplemento mineral extra, agua mineral baja en carbohidratos o una bebida deportiva para recuperar los minerales perdidos.

Pero si se siente bien y no está pasando hambre, es posible que no esté adelgazando muy rápidamente. Si sólo quiere perder unas pocas libras, podría aminorar el ritmo para que siga afianzando unos hábitos alimenticios saludables antes de llegar a la fase de Mantenimiento de por Vida. Sólo tiene que avanzar a través de PPP y aumentar en cinco gramos su consumo diario de carbohidratos. Sin embargo, si aún quiere perder mucho peso y se siente lleno de energía, simplemente relájese y alégrese de estar adelgazando fácilmente. Si no se siente bien, es mejor que consulte a su médico.

➤ **He visto anuncios de productos para quemar grasa que funcionan sinergéticamente con dietas que restringen los carbohidratos. ¿ Están en sintonía con Atkins?**

Se supone que muchos productos que están en el mercado queman grasas o calorías adicionales, aumentan la energía o producen una sensación de bienestar. Esos productos están basados en la termogénesis, un proceso mediante el cual las células queman calorías para producir calor y energía. Los productos que contienen efedra también producen efectos colaterales como agriera, mucha acidez estomacal, niveles más altos de azúcar y de colesterol, arritmia cardiaca e hipertensión. (Algunos productos suelen mezclar la efedra con aspirina y cafeína para aumentar la termogénesis.) La efedrina, el ingrediente activo de la efedra, le ordena a las glándulas suprarrenales que secreten adrenalina, lo que fomenta la disolución de los triglicéridos y promueve la circulación de ácidos grasos en los vasos sanguíneos, cimentando así las bases para una arteroesclerosis. La efedra también puede aumentar el ritmo y la fuerza del pulso cardiaco, un impacto adicional en el sistema cardiovascular que puede derivar en paro cardiaco, nervios, irritabilidad e incluso paranoia, especialmente si se consume en grandes dosis. **Le recomendamos encarecidamente no consumir efedra en ninguna presentación.**

Otra sustancia promovida para adelgazar controlando los carbohidratos es la faseolamina, un extracto de fríjoles blancos que parece actuar como un bloqueador de los almidones, es decir, que interfiere con la absorción de carbohidratos. No tiene sentido promover su consumo entre personas que ya están controlando los carbohidratos. Además, se han reportado casos de problemas gastrointestinales relacionados con su uso. La presencia de ingredientes que inhiben la tripsina, una enzima producida por el páncreas, no deja de ser preocupante; en estudios llevados a cabo con animales, los inhibidores de la tripsina produjeron un aumento en el tamaño del páncreas, pero se desconoce si esta sustancia pueda tener o no un efecto semejante en los humanos.

➤ ¿Las personas que tengan altos niveles de ácido úrico (gota) pueden hacer Atkins sin correr riesgos?

Si una persona tiene altos niveles de ácido úrico o antecedentes de gota, es de suma importancia que siempre tome agua en abundancia. Una pérdida de peso rápida, incluso con Atkins, puede exacerbar la gota.

Hacer Atkins puede agravar una condición preexistente de gota. El procedimiento a seguir es disminuir la pérdida de peso a menos de dos libras por semana y tomar 300 miligramos de Allopurinol, un medicamento formulado. Si el nivel de ácido úrico continúa siendo bajo, se puede reducir gradualmente el consumo del Allopurinol y suspenderse al cabo de un mes, pero ambas cosas deben realizarse bajo supervisión médica.

➤ Se me está cayendo el cabello desde que comencé a hacer Atkins. ¿Se deberá a mis nuevos hábitos alimenticios?

La pérdida esporádica del cabello es normal. Pero si es un problema constante, verifique que no esté restringiendo el consumo de calorías ni se esté saltando las comidas. Cualquier régimen alimenticio para adelgazar que sea bajo en calorías puede hacer funcionar más lentamente el metabolismo y esto puede producir la caída del cabello. A la inversa de los regímenes alimenticios que restringen las calorías, Atkins es el programa menos susceptible de causar pérdida del cabello, porque un mayor contenido calórico previene que el organismo se comporte como si estuviera pasando hambre. Cuando esto sucede, el metabolismo se vuelve más lento por puro mecanismo de sobrevivencia.

Así mismo, es probable que usted tenga un déficit de algunos nutrientes y podría caérsele el cabello por dicha razón. Algunas personas que tienen este problema han obtenido beneficios luego de consumir biotina, N–acetil–cisteína, glutatión y lecitina. Si se le está cayendo el pelo en grandes cantidades, consulte a su doctor.

➤ ¿Comencé a hacer Atkins y me están dando fuertes dolores de cabeza, ¿por qué será?

Sus dolores de cabeza pueden deberse a varios factores relacionados con el cambio de hábitos alimenticios. La causa más frecuente de jaquecas es dejar de beber café. Si usted consume mucho café o sodas que contengan cafeína, es muy probable que esa sea la causa de sus dolores de cabeza. La aspirina y el ibuprofeno pueden alivar el dolor. El síndrome de abstinencia de azúcar y de otros carbohidratos también puede producir jaquecas. Si los dolores se deben a la abstinencia, estos deberían desaparecer luego de unos días.

Otra de las causas más frecuentes es la sensibilidad a ciertos alimentos. ¿Está usted consumiendo una mayor cantidad de un alimento al que puede ser sensible? Los productos lácteos, los nitratos (contenidos en las carnes procesadas) y cualquier alimento fermentado, curado o ahumado suelen tener efectos colaterales. Si está consumiendo alguno de estos alimentos, elimínelo y coma sólo alimentos naturales e integrales como carne fresca, aves, pescado y verduras durante tres o cuatro días. Después, reintroduzca un nuevo alimento cada 48 horas. Lleve un diario para que pueda registrar su reacción a cada alimento y pueda identificar cuál de ellos le está produciendo dolor de cabeza.

Otra posible causa es que usted se esté saltando las comidas; si así es, sus niveles de azúcar disminuyen, lo que puede producir jaqueca. Esto es especialmente cierto si usted se despierta con dolor de cabeza y le desaparece con las comidas. Debería tomar un suplemento de multivitaminas y minerales y otro de aceites esenciales, así como agua en abundancia. Los aceites esenciales actúan como un agente antiinflamatorio, el cual previene los dolores de cabeza, que también pueden deberse a una inflamación en la cabeza, el cuello o a una deficiencia de nutrientes. Los dolores de cabeza pueden ser uno de los primeros síntomas de deshidratación, así que tome al menos ocho vasos de agua de 8 onzas al día. Si ninguna de estas recomendaciones surte efecto, no estaría por demás consultar con un quiropráctico o con un médico ortopedista para asegurarse de que usted no tiene un problema estructural, una mala postura o un nervio comprimido.

➤ ¿Hacer Atkins es peligroso para el corazón?

Quizá haya escuchado que una dieta rica en grasas saturadas produce enfermedades coronarias o arteroesclerosis (arterias obstruidas por placas de colesterol), este problema es causado realmente por una dieta rica en azúcares y otros carbohidratos refinados, combinados con las grasas. Cuando elimina el consumo de harinas blancas, azúcar y otros carbohidratos carentes de nutrientes, las grasas que ingiere provenientes de las carnes o de otros alimentos son quemadas para obtener energía (lipólisis) y no se transforman en colesterol ni en ningún otro tipo de grasas nocivas para la sangre. Diversas investigaciones clínicas independientes han demostrado que los niveles de colesterol y de triglicéridos disminuyen notablemente cuando se hace Atkins, mientras que los niveles de colesterol "bueno" (HDL) aumentan, a menudo de un modo sustancial.

Sin embargo, hacer Atkins no le da permiso para llenarse de carnes grasosas o de varias libras de queso en una sola sentada. Las grasas benéficas que debería consumir son las monoinsaturadas que se encuentran en las aceitunas y el aceite de oliva, los frutos secos y sus aceites, los aguacates y las grasas omega–3, las cuales son esenciales y se encuentran en los pescados grasos como el salmón, el arenque y el atún. Evite las grasas trans (que aparecen en las etiquetas alimenticias como aceites hidrogenados o parcialmente hidrogenados). Diversas investigaciones han señalado que este tipo de aceites, presentes en productos empacados como en las galletas saladas, el pan, la mayoría de las margarinas, la mantequilla de maní y en postres y snacks horneados de origen comercial, representan un gran riesgo de contraer enfermedades coronarias.

➤ He sentido fuertes calambres en las piernas desde que comencé a hacer Atkins ¿Cómo puedo aliviar el dolor?

El programa Atkins tiene un marcado efecto diurético en algunas personas durante la primera semana de Inducción. Cuando se pierde gran cantidad de agua, como efectivamente sucede al comienzo de algunos programas para adelgazar, se pueden perder electrolitos, así como sodio, potasio, magnesio y calcio, dando lugar a la posibilidad de que se presenten calambres en las piernas. Agréguele sal al gusto a sus comidas y tome un suplemento mineral que contenga calcio, magnesio y potasio para reponer estos nutrientes vitales.

➤ ¿Cuáles dolencias debe monitorear el médico cuando se hace Atkins?

Un médico debe monitorear todas las dolencias médicas que requieran algún tipo de prescripción, e incluso algunas que no lo requieren, como la diabetes mellitus, que se puede controlar con la dieta. Esto es necesario, pues el Método Nutricional Atkins y los suplementos nutricionales contribuyen a mejorar tantas afecciones que los medicamentos formulados pueden ser innecesarios o causar una sobredosis. Todas las personas que vayan a comenzar el Método Nutricional Atkins deben pedirle a su médico que les proporcione su historial médico y físico y les practique exámenes de sangre pocos meses después de haber comenzado con el programa, a fin de hacer un seguimiento a las mejoras en los lípidos.

➤ ¿Existen ciertas afecciones que puedan interferir con la capacidad de una persona para hacer Atkins?

Antes de comenzar cualquier programa para adelgazar, debería pedirle a su médico que le haga una revisión general y un examen de sangre para ver los niveles de lípidos y otros de rutina—y quizá los niveles de insulina—que pueden servir como punto de referencia una vez comience a adelgazar. **Las personas que tengan serios problemas renales no deben seguir ninguna fase de Atkins, a menos que el médico les indique lo contrario. Las mujeres embarazadas y en período de lactancia pueden seguir la fase de Mantenimiento de por Vida, pero ninguna otra de las fases de Atkins para perder peso.** Si usted tiene algún problema de salud que le obligue a seguir algunos procedimientos específicos, hable con su médico para aplicarlos a su dieta.

➤ ¿Puedo hacer Atkins, si tengo calculos biliares?

Existen evidencias científicas de que los cálculos biliares, responsables por más del 90 por ciento de las enfermedades de la vesícula, surgen cuando hay un consumo de grasas insuficiente.

La vesícula tiene que estar activa. Consumir grasas hace que la vesícula trabaje y que se contraiga para funcionar adecuadamente. De hecho, la vesícula no se contrae si no recibe grasas. Si la vesícula no procesa las grasas, las sales biliares las cristalizan en piedras. Aquellas personas que tengan cálculos biliares pueden tener problemas si llevan una dieta rica en grasas y en ese caso podrían seguir una versión de Atkins que sea más baja en grasas. Consuma una buena cantidad de pescados, aves, carnes magras, quesos bajos en grasas (con moderación) y muchas verduras. Reemplace los aderezos cremosos para ensaladas con aceite de oliva y vinagre, o con un aderezo a base de mostaza. Coma frutos secos con moderación. Evite freír los alimentos y, una vez más, consuma carnes magras. Así mismo, absténgase de los alimentos procesados como el tocino y las salchichas. Es posible que adelgace más lentamente que si sigue un programa más rico en grasas.

➤ ¿Cuáles medicamentos debo suprimir o ajustar si hago Atkins?

Usted necesitará suspender cualquier medicamento de venta libre que sea innecesario como los jarabes o gotas para la tos que tengan azúcar agregado. Muchos medicamentos formulados, como las píldoras anticonceptivas y las terapias de reemplazo hormonal, los esteroides y los medicamentos para la artritis, los betabloqueantes y los antidepresivos pueden inhibir la pérdida de peso. **No suspenda ningún medica-**

mento ni cambie la dosis sin consultar con su médico. Pregúntele si se puede encontrar otra alternativa.

Existen varias clases de medicamentos que pueden producir efectos negativos cuando se sigue un programa alimenticio de carbohidratos controlados. Los primeros son los diuréticos, ya que la sola reducción en el consumo de carbohidratos puede tener un efecto diurético significativo. Segundo, como el programa Atkins es tan efectivo en la reducción de los niveles de azúcar, las personas que estén tomando insulina o medicamentos para la diabetes por vía oral para controlar esta sustancia pueden terminar con niveles peligrosamente bajos de la misma. Usted necesitará supervisión médica a fin de reajustar la dosis de aquellos medicamentos que esté consumiendo, ya que las fases de pérdida de peso de Atkins normalizarán de manera natural sus niveles de azúcar. Usted podría correr el riesgo de contraer hipoglicemia si toma ciertos medicamentos. Tercero, el programa Atkins produce una baja considerable de la presión sanguínea, y podría presentarse una sobredosis de medicamentos para esta afección. Si está tomando actualmente alguno de estos medicamentos, necesitará consultar a su médico para que modifique la dosis. Tenga en cuenta que los efectos producidos por un exceso de medicamentos no se manifiestan necesariamente de forma inmediata. También puede suceder que la presión sanguínea no descienda sino hasta que se haya perdido la suficiente cantidad de peso. Si usted se toma la presión sanguínea, podrá avisarle a su médico en caso de que baje demasiado.

➤ ¿La aspirina y otros analgésicos interfieren con la pérdida de peso?

La aspirina y el Tylenol no interfieren con la pérdida de peso, aunque algunos medicamentos formulados sí lo pueden hacer. La cortisona por ejemplo, puede producir aumento de peso. Aunque preferimos evitar los medicamentos farmacéuticos siempre que sea posible, sería recomendable que le preguntara a su médico por los efectos colaterales que pudiera tener algún analgésico que usted deba tomar.

➤ ¿Puedo seguir el Método Nutricional Atkins si estoy embarazada?

No se recomienda ningún método para perder peso a mujeres embarazadas ni en etapa de lactancia. La fase de Mantenimiento de por Vida es bastante apropiada en esas circunstancias. Como en todas las fases de Atkins, las proteínas son la base alimenticia. Esto incluye carnes, aves, mariscos y grasas naturales y saludables como el aguacate, el aceite de oliva y de semillas de linaza. Coma verduras en abundancia y una porción de frutas como fresas, arándanos o toronjas (pomelos) todos los días. Consuma grasas saludables, frutos secos y semillas en lugar de aceites hidrogenados. Cocine bien la carne pero no la queme, ya que las carnes carbonizadas pueden ser nocivas para la salud. Beba bastante agua. El peso que usted aumenta durante los nueve meses incluye el peso del bebé, la placenta y los fluidos.

Se recomienda controlar el aumento excesivo de peso producido por alimentos de baja calidad como los azúcares y los productos que contengan harinas refinadas. Esto es de vital importancia debido a los riesgos de una diabetes gestacional.

➤ ¿Será que tengo dificultad para adelgazar porque mi tiroides es poco activa?

La función principal de la tiroides es regular la velocidad de su metabolismo. Si tiene una tiroides poco activa—el término médico es hipotiroides—su metabolismo tendrá más resistencia a adelgazar porque funcionará más lentamente.

Para saber si tiene hipotiroidismo o no, su médico le hará exámenes de sangre para evaluar su producción de hormonas tiroideas T4 (también conocidas como tiroxina) y T3 (su cuerpo convierte las T4 en T3), así como otra hormona llamada TSH (hormona estimuladora de la tiroides). Sin embargo, estos exámenes clínicos no logran detectar todos los casos. Lo primero que debe hacer es ver si siente algunos de los síntomas producidos por una tiroides poco activa. Algunos de estos son sensibilidad al frío, aumento de peso, caída de cabello, cansancio y aletargamiento, depresión, piel seca, estreñimiento crónico, uñas débiles, poca memoria y altos niveles de colesterol.

➤ Mi médico me formuló diuréticos porque retengo el agua, especialmente antes de mi período. ¿Cómo puedo suprimirlos?

Si los diuréticos fueron formulados simplemente para combatir la retención de agua y no para tratar una enfermedad coronaria o hipertensión, debería hablar con su médico para dejar de tomarlos. Hay varios nutrientes que le permitirán descontinuar estos medicamentos. Suplementos como el B–6, el taurino, el asparaplus y las infusiones de hierbas pueden ser de gran ayuda. Además, una dieta de carbohidratos controlados tiene un fuerte efecto diurético, lo cual ayuda a controlar los problemas de fluidos. Claro que si estos medicamentos están siendo utilizados para el tratamiento de enfermedades coronarias o para la hipertensión, cualquier cambio que se realice debe hacerse bajo supervisón médica.

➤ **Tengo cálculos renales. ¿Puedo sufrir un ataque si hago Atkins?**

No existe evidencia que demuestre que las personas que hagan Atkins tengan ataques de cálculos en los riñones con más frecuencia que aquéllas que siguen otro régimen. Sin embargo, si usted tiene cálculos renales, debería beber ocho o más vasos de agua al día. Visite a su médico con frecuencia para que él o ella puedan analizar su evolución.

➤ **¿Hacer Atkins no aumenta el riesgo de osteoporosis al eliminar el calcio del cuerpo?**

Los críticos del Método Nutricional Atkins han perpetuado el mito de que controlar el consumo de carbohidratos contribuye a la osteoporosis. Se basan en estudios breves realizados con personas que seguían una dieta muy alta en proteínas y baja en calorías, la cual reemplazaba las comidas con proteína en polvo, y se encontró un aumento en la excreción de calcio en la orina de dichas personas. Los estudios realizados sobre el Método Nutricional Atkins evidenciaron un ligero incremento en la excreción de calcio en la orina, el cual regresaba a su nivel normal luego de la primera semana. Cuando se realizaron exámenes más completos sobre la masa ósea, se comprobó que no hubo pérdida de ésta. De hecho, estudios epidemiológicos realizados a mujeres ancianas encontraron que aquéllas que llevaban una dieta rica en proteínas tenían una mayor densidad ósea que quienes consumían menor cantidad. Es importante comprender que Atkins no es un programa alimenticio excesivamente rico en proteínas. La composición de macronutrientes durante la fase de Inducción es de un 60 por ciento de grasas, 30 por ciento de proteínas y 10 por ciento de carbohidratos. Sería más apropiado denominarlo como un programa alimenticio rico en grasas. Cuando usted avance por las diferentes fases, su porcentaje natural de grasa disminuirá a la vez que aumentará su porcentaje de carbohidratos.

Es importante destacar que la típica dieta americana es muy baja en calcio, y usted debería tomar un suplemento aun si consume alimentos ricos en este mineral, ya que la pérdida ósea progresiva es inevitable con el paso del tiempo. La mayoría de las mujeres consumen menos de la mitad del calcio que se necesita para mantener unos huesos sanos. Las fracturas de huesos entre mujeres mayores son frecuentes debido a la osteoporosis, la cual también pueden contraer los hombres, quienes también son susceptibles de perder masa ósea. El Método Nutricional Atkins incluye alimentos ricos en calcio como las verduras, el queso, las sardinas (con espinas), las semillas, los frutos secos y los caldos hechos con hueso. Les sugerimos a hombres y mujeres que tomen un suplemento de calcio.

➤ Me duele el estómago cuando tomo suplementos. ¿Qué hago?

No deje de tomar los suplementos. Más bien hágalo de un modo diferente. Las náuseas casi siempre son el resultado de un problema de absorción. Los suplementos rara vez tienen efectos colaterales. Cuando así sucede, los síntomas tienden a aparecer antes que los suplementos sean absorbidos en el torrente sanguíneo. De otra parte, los efectos colaterales producidos por los medicamentos, normalmente aparecen después de que éstos hayan entrado en las arterias.

Acompañe sus comidas con suplementos, preferiblemente durante éstas, pues el cuerpo los disuelve con más facilidad. Si no siente alivio, haga lo siguiente:

La solución también está en el procedimiento y en los horarios. En primer lugar, saque todos los suplementos que tome diariamente, póngalos en el procesador de alimentos o en la licuadora y pulverícelos. Divida la mezcla en dos mitades o en cuatro partes iguales. Tome cada porción durante el día, en medio de las comidas y no al comienzo. Es importante hacerlo así, porque usted necesita tener alimentos en su estómago para que estimulen el flujo de jugos gástricos y digieran los nutrientes de un modo más eficiente.

Puede mezclar los suplementos pulverizados con lo que quiera: con un plato de sopa o con un vaso de agua por ejemplo. Normalmente recomendamos agregarle el polvo a los batidos Atkins Advantage. Este procedimiento le funciona a la mayoría de las personas. En caso contrario, divida el polvo en porciones más pequeñas.

También existe la posibilidad de que un suplemento de alguna marca en especial le esté produciendo náuseas. Por medio de un proceso de eliminación, podrá detectar cuál es el responsable. Si usted logra identificar un suplemento específico, no elimine el consumo del nutriente o de los nutrientes. Más bien cambie de marca.

➤ Lipólisis y Cetosis

➤ ¿Qué es la cetosis?

La cetosis es realmente una abreviación del término lipólisis/cetosis. La lipólisis significa tan sólo que usted está quemando sus grasas almacenadas para obtener energía, tal como debería ser. Las cetonas son el producto derivado de la quema de grasas, así que la cetosis es un proceso secundario de la lipólisis. Cuando su cuerpo segrega cetonas en su orina, es una prueba química de que usted está quemando las grasas almacenadas. Y mientras más cetonas segregue, más grasas habrá quemado.

Si está restringiendo el consumo de carbohidratos, su organismo utiliza las grasas como su fuente primaria de energía. De hecho, la lipólisis/cetosis ha reemplazado la alternativa de quemar glucosa para obtener energía. Ambos son procesos completamente normales. Muchas personas—e incluso algunos médicos desinformados—suelen confundir la cetosis, un proceso metabólico completamente normal, con la cetoacidosis, enfermedad que puede causar la muerte. Esta última se produce cuando una persona tiene niveles de azúcar incontrolados debido a una deficiencia de insulina, algo que puede ocurrirle tanto a personas alcohólicas como a aquéllas que se encuentren en un estado extremo de inanición. Es cierto que la cetosis y la cetoacidosis suenan parecido, pero son dos condiciones prácticamente opuestas entre sí y se pueden distinguir la una de la otra por el simple hecho de que la persona diabética ha consumido una cantidad excesiva de carbohidratos y tiene niveles de azúcar muy elevados (el síntoma típico de la cetoacidosis), en contraste con otra persona que tiene la fortuna de estar haciendo Atkins y tiene cetosis.

➤ ¿Cómo se da la lipólisis/cetosis?

Una de las funciones de la insulina es transformar el exceso de carbohidratos en grasas almacenadas. En un organismo que funcione normalmente, los ácidos grasos y las cetonas son rápidamente convertidas en tejido graso para obtener energía, pero los altos niveles de azúcar que tienen las personas obesas impiden que esto suceda.

Casi todas las personas obesas se vuelven tan inclinadas a segregar insulina, que su sangre nunca logra librarse de esta sustancia ni son capaces de utilizar las grasas que han almacenado. Al quemar principalmente grasas en lugar de carbohidratos, la lipólisis rompe el círculo del exceso de insulina y de la grasa almacenada resultante. Así que si usted sigue un régimen de carbohidratos controlados, que además contenga grasas, podrá ahorrarse el proceso de transformar grandes cantidades de carbohidratos en glucosa. Cuando usted reduce el consumo de carbohidratos lo suficiente como para que su organismo comience a quemar grasas, los niveles anormales de insulina se normalizan, tal vez por primera vez en años o en décadas.

➤ ¿Cuándo aparece la cetosis?

El organismo sólo puede almacenar reservas de glucosa para dos días, en forma de glucógeno, así que después de dos días de consumir no más de 20 gramos de carbohidratos netos, casi todas las personas entrarán en estado de lipólisis/cetosis. Le recomendamos esperar cuatro días antes de ver si hay cetonas en su orina.

➤ ¿Qué son las tiras de prueba de la lipólisis?

Las tiras de prueba de la lipólisis (TPL) miden la cetona, la cual muestra por medio de la orina si su organismo ha alcanzado la lipólisis, así como la cetosis.

Las tiras de prueba se pondrán rosadas o púrpura dependiendo de la cantidad de cetonas. Mientras más cetonas se excreten, más oscuro será el color, lo que a su vez será prueba de un mayor grado de cetosis. Aunque no es estrictamente necesario utilizar estas tiras de prueba, el hacerlo le ayudará enormemente a hacer Atkins. Adicionalmente, muchas personas encuentran un respaldo psicológico cuando utilizan las tiras.

➤ **¿De qué tonalidad púrpura deben ser las tiras de prueba? ¿Muestran diferentes niveles a distintas horas del día?**

Las tiras cambian a diferentes tonalidades de rosado o púrpura puesto que todos los metabolismos son diferentes. Además, los resultados varían según la hora en que se haga la prueba, si usted hizo ejercicio o no, y de lo último que haya comido. No importa si las tiras de prueba se ponen de un color claro u oscuro. Algunas personas no alcanzan a tener cetosis pero perderán peso con facilidad. Así que no se preocupe por el nivel exacto de cetosis que revelen las tiras. Lo más importante es que observe cómo le está quedando la ropa, qué números está mostrando la báscula y cómo se está sintiendo. Las cetonas también pueden verse afectadas por cambios hormonales y desaparecer antes del período menstrual.

➤ **¿Cómo se leen las tiras de prueba de la lipólisis?**

Las etiquetas de los paquetes muestran varios colores, pero no se preocupe por el nivel exacto de cetosis que aparecerá en las tiras. Éstas son especialmente útiles en la fase de Inducción, cuando comience a hacer Atkins. Usted no tendrá más necesidad de las tiras de prueba cuando pase a las fases siguientes y consuma más carbohidratos. Si sigue controlando el apetito, perdiendo peso y pulgadas gradualmente, y no siente ninguno de los antiguos síntomas, será prueba de que usted está quemando grasas. Aún más, en la mayoría de los casos las tiras de prueba de la lipólisis ya no se pondrán rosadas ni púrpuras una vez que usted consuma 50 o más gramos de carbohidratos netos al día, así que si consume una cantidad superior a ésta, ya no tendrán ninguna utilidad.

➤ No puedo llegar a la cetosis, incluso si no consumo carbohidratos. ¿Qué debo hacer?

Algunas personas no producen suficientes cetonas como para que éstas puedan verse en la orina. Si nota que tiene menos apetito, que se siente mejor, que está adelgazando o que su ropa le queda más ancha, no tendrá necesidad de hacer nada diferente. Recuerde: las tiras de prueba de la lipólisis son herramientas y hacer que cambien de color no es el único objetivo de seguir un programa de carbohidratos controlados.

Si no está adelgazando, entonces usted tiene una fuerte resistencia metabólica a perder peso o está consumiendo carbohidratos "ocultos" en aderezos para ensaladas, en productos de panadería, etc., en cuyo caso debería seguir estrictamente la Inducción durante cinco días. Si las tiras de prueba de la lipólisis no han cambiado siquiera un poco, asegúrese de no estar consumiendo proteínas en exceso. Mida las porciones de ensalada para que no consuma demasiadas verduras. ¿Todavía no hay un cambio? Elimine entonces el tomate y la cebolla, que tienen un índice glucémico relativamente alto. Suplementos como el L–carnitina, el ácido hidroxicítrico y el cromo son benéficos, ya que ayudan a reducir el apetito y a adelgazar. Es posible que usted también deba incrementar la frecuencia e intensidad de su rutina de ejercicios. **Nota: algunos medicamentos pueden aumentar la resistencia metabólica. Aquellas personas que tengan una resistencia excesiva a la insulina pueden "comenzar a adelgazar lentamente." A veces se necesita tener paciencia.**

➤ ¿Cuánto tiempo debo permanecer en la Inducción?

Cuanto más tiempo pase sin consumir 20 gramos o menos de carbohidratos netos diarios, más grasa corporal quemará. Dependiendo de cuánto peso quiera perder, usted podrá continuar en la Inducción, siempre y cuando cumpla con estas cuatro condiciones:

1. Tiene demasiada grasa por perder y no está dentro de las diez libras de su peso ideal.
2. Su química sanguínea, lípidos, presión sanguínea o niveles de azúcar en la sangre siguen me-

jorando o permanecen estables y dentro de límites normales.

3. Se siente bien, duerme normalmente, tiene altos niveles de energía y disfruta de estabilidad emocional.
4. No se aburre. El aburrimiento puede llevarlo a "hacer trampa" y a socavar sus esfuerzos.

Sin embargo, es importante comprender en su totalidad el Método Nutricional Atkins. La meta principal del programa es pasar de la fase de Inducción a PPP, luego a Premantenimiento y culminar con Mantenimiento de por Vida, la cual debe ser su modo permanente de alimentarse. Si sigue estos pasos, usted podrá encontrar su Nivel Crítico de Carbohidratos de Adelgazamiento (NCCA), así como el Nivel Crítico de Carbohidratos de Mantenimiento (NCCM). Pasar de una fase a otra le ayudará a mantener un peso saludable, a sentirse bien y a reducir el riesgo de sufrir enfermedades crónicas como afecciones coronarias, hipertensión y diabetes.

En definitiva, si usted quiere perder mucho peso, puede permanecer por seis meses o más en la fase de Inducción. Cuando pase a PPP, es natural que adelgace más lentamente. Por otra parte, si quiere perder poco, digamos unas 20 libras, y pierde las primeras rápidamente, es importante que pase a las otras fases que son más liberales, para que pueda establecer esos hábitos alimenticios saludables que harán parte de su nuevo estilo de vida y que terminarán con su tendencia a hacer la dieta del yo–yo.

➤ ¿Es cierto que la cetosis produce pérdida de masa muscular?

La noción de que el Método Nutricional Atkins—el cual es rico en proteínas que contribuyen a formar músculo y en grasas que son utilizadas para obtener energía—obligará a su cuerpo a deshacerse de masa muscular es errónea. Sólo aquellos individuos que sigan dietas muy bajas en calorías pueden perder masa muscular, ya que no consumen suficientes proteínas. Sin embargo, Atkins no restringe el consumo de calorías (lo que no significa que sea una invitación a hartarse de comida, sino a que usted coma hasta quedar satisfecho). Además, la gran cantidad de proteínas que consumirá evita cualquier posibilidad de perder masa corporal.

➤ Suplementos Nutricionales

➤ ¿Qué ventajas tiene tomar los suplementos Atkins en vez de otras marcas?

Los suplementos marca Atkins sólo utilizan ingredientes de alta calidad. No usamos rellenos baratos ni aditivos como plásticos, cera, ni colores o sabores artificiales. Tampoco usamos aceites hidrogenados, levadura digestiva, maíz, trigo, sal, azúcar, almidón ni gluten. Nuestros productos son formulados luego de haber sido ensayados y monitoreados por el doctor Atkins durante más de treinta años.

➤ Fases del Método Nutricional Atkins

➤ ¿Cuándo debo pasar de una fase de Atkins a otra?

Puede dejar la Inducción al cabo de dos semanas. Si quiere perder mucho peso, permanezca en esta fase hasta que pierda por lo menos el 30 por ciento de su peso deseado. Es posible que se sature de las opciones ofrecidas en la Inducción y opte por un proceso de adelgazamiento lento para poder comer mayor variedad de alimentos. La siguiente fase es la de Pérdida de Peso Progresiva (PPP), en la que cada semana agregará 5 gramos de carbohidratos diarios, contenidos en alimentos ricos en nutrientes como verduras, semillas, frutos secos y frutas con un bajo contenido glucémico como las bayas. Así, en su primera semana de PPP, usted pasará de 20 a 25 gramos por día; en la segunda semana aumentará a 30 gramos diarios, y así sucesivamente. Modifique semanalmente los incrementos, hasta que pierda sólo de una a dos libras por semana. Aumentar lentamente el consumo de carbohidratos hace que su cuerpo siga utilizando las grasas acumuladas para obtener energía.

Cuando esté a 5 o 10 libras de su peso deseado, significa que es hora de pasar a la fase de Premantenimiento, en la que consumirá una mayor variedad de alimentos, aprenderá a identificar qué es lo que puede comer sin que le haga aumentar de peso e incrementará semanalmente 10 gramos de carbohidratos por día. Mientras usted siga adelgazando de una manera lenta y casi imperceptible, podrá comer verduras ricas en almidones y cereales como arroz integral o pan integral de trigo. Sin embargo, si estos alimentos le hacen sentir ansias o subir de peso, deberá suspenderlos inmediatamente de su dieta.

Cuando logre mantener su peso por cuatro semanas, podrá pasar a la fase de Mantenimiento de por Vida, en la que consumirá alimentos integrales. Esporádicamente, podrá deleitarse con un pedazo de pastel u otro dulce, pero en términos generales seguirá evitando el consumo de productos llenos de azúcar y de harinas blancas para así mantener su peso.

➤ ¿Puedo comer barras Advantage™ durante la fase de Inducción?

Las barras Atkins Advantage™ sirven como refrigerio o como sustituto ocasional de alguna comida y son permitidas durante la Inducción, siempre y cuando continúe adelgazando. (En términos generales, recomendamos no consumir más de una barra o batido al día durante las dos primeras semanas de Inducción.) Recuerde que ni las barras ni los batidos de Atkins pretenden ser reemplazos absolutos de las comidas. Atkins no recomienda sustituir las comidas más de una vez al día; en vez de esto, es importante adquirir hábitos alimenticios saludables y comer alimentos integrales y no procesados.

➤ ¿Por qué no puedo comer barras Endulge de Atkins™ durante la Inducción?

Sería prudente evitar los productos de la línea Endulge durante las dos primeras semanas de Inducción. De esta manera usted tendrá la seguridad de que está controlando sus ansias de dulces y que su metabolismo está quemando grasas para obtener energía.

➤ Yo cuento las calorías de los alimentos. ¿Cuántas podré consumir durante la Inducción?

El Método Nutricional Atkins cuenta los gramos de carbohidratos en lugar de las calorías. Usted podrá consumir 20 gramos de carbohidratos netos durante la Inducción. Cuando pase a la fase PPP, aumentará gradualmente de a 5 gramos de carbohidratos y finalmente avanzará a la fase de Mantenimiento de por Vida. Aunque usted no necesita contar las calorías, es fácil consumir demasiadas, aún si está vigilando su consumo de carbohidratos. Si está adelgazando, no tiene que preocuparse por contar las calorías que consume. Pero si no puede adelgazar o está subiendo de peso, es posible que esté consumiendo más calorías de las que utiliza durante el ejercicio, la termogénesis (producción de calor por el organismo) y otras funciones metabólicas. El consumo excesivo de proteínas puede ser convertido en glucosa y el organismo quema menos grasas cuando tiene más glucosa. Recomendamos que coma hasta que quede satisfecho y no lleno.

Diversas investigaciones han demostrado que se queman más calorías con un programa de carbohidratos controlados que con una dieta baja en grasas y rica en carbohidratos, así que el método de carbohidratos controlados tiene cierta ventaja metabólica. Pero entienda que esto no es sinónimo de llenarse de comida.

Si está acostumbrado a contar las calorías y le tranquiliza hacerlo, la regla más utilizada es multiplicar su peso actual por diez o doce para obtener el rango de calorías diarias, con el que usted perderá peso. Por ejemplo, una mujer que pese 150 libras y consuma de 1500 a 1800 calorías diarias debería seguir adelgazando.

El verdadero objetivo del programa Atkins es adquirir los hábitos alimenticios que le permitirán mantener para siempre un estilo de vida y un peso saludables. Esto supone cambiar viejos hábitos como comer en exceso, el principal causante de su problema de peso.

➤ ¿Por qué no se utiliza el término "Dieta Atkins"?

La palabra "dieta" tiene varios significados y el más común se refiere a los alimentos que normalmente comemos. Pero a esa palabra se le ha confundido en nuestra cultura con perder peso e implica un período limitado durante el cual se restringe la comida. La mayoría de las personas abandonan su "dieta" y vuelven a comer como antes, sin importarles lo que adelgazaron, volviendo a ganar todo el peso perdido.

En cambio, el Método Nutricional Atkins propone un estilo de vida en cuatro fases progresivas que comprenden: perder peso y mantenerse en él; preservar la salud y el bienestar general, y reducir factores de riesgo de enfermedades coronarias, diabetes y otras. Dependiendo de su peso y salud, usted puede personalizar Atkins, pasar de una fase a otra, y adaptarlo a sus necesidades individuales a medida que cambian. En definitiva, Atkins, más que una dieta, es un programa alimenticio saludable que le servirá para el resto de su vida.

➤ ¿Qué son los carbohidratos ocultos y cómo puedo evitarlos?

Cuando se pasa de la Inducción a las otras fases más liberales de Atkins y se comienzan a reincorporar carbohidratos, algunas personas dejan de medir los gramos de carbohidratos que están consumiendo. De esta manera, es posible que deje de perder peso o que vuelva a ganar las libras perdidas. Por ello es muy importante aumentar el consumo diario de carbohidratos sólo en 5 gramos por semana, e introducir un nuevo alimento a la vez. De este modo, usted podrá notar inmediatamente si un nuevo alimento le produce ansias que le hagan comer en exceso. Otra forma de establecer un control es llevar un diario alimenticio para que pueda detectar aquellos alimentos problemáticos antes de que establezcan un patrón de ansias y de consumo excesivo de alimentos. Por ejemplo, si usted descubre que siente hambre pocas horas después de haber comido frutos secos, suprima su consumo y vea si deja de sentir apetito.

➤ Comencé a hacer "trampa" después de estar en Atkins por meses. ¿Cuál es la mejor forma de retomar el programa?

Cuando se hace "trampa" es frecuente sentir deseos de carbohidratos, generados por niveles inestables de azúcar en la sangre. Lo primero que deberá hacer para controlar el azúcar es regresar a la Inducción por una semana aproximadamente. Cuando deje de sentir ansias de alimentos ricos en carbohidratos y note que su energía se ha estabilizado puede dejar la Inducción. Preste especial atención a aquello que le hizo "descarrilarse" y asegúrese de que no vuelva a suceder. Descarrilarse puede ser provechoso si usted aprende de esa experiencia, ayudándole a controlar futuros episodios, a la vez que será una herramienta útil en el Mantenimiento de por Vida. Pero no caiga en la trampa de ser demasiado estricto y de sacrificarse siempre, pues esto podría llevarlo a hacer más "trampa." Darse un gusto esporádico dentro de su límite de carbohidratos es parte del Método Nutricional Atkins.

➤ ¿Cuál es la mayor cantidad de carbohidratos que se recomienda consumir diariamente en Mantenimiento de por Vida?

Si quiere mantener su peso, es importante entender el concepto que nosotros llamamos Nivel Crítico de Carbohidratos de Mantenimiento (NCCM), es decir, el número de gramos de carbohidratos netos con los que usted no subirá ni perderá peso. Todas las personas que hagan Atkins deberán encontrar la máxima cantidad de carbohidratos que pueden consumir sin recuperar el peso perdido, ni producir hambre o ansias de comer. Cada persona tiene un NCCM diferente, ya que esto depende de la edad, el nivel de actividad, la condición hormonal y factores genéticos. Es factible que usted tenga que hacer varios intentos antes de encontrar el suyo.

➤ Pérdida de Peso Lenta y Puntos Muertos

➤ ¿Será que no estoy adelgazando por comer barras Advantage?

Esto varía según la persona. Si está haciendo todo como es debido y no está perdiendo peso, intente suprimir el consumo de barras hasta que vuelva a adelgazar. Además, debería hacer más ejercicio para quemar calorías adicionales o consumir sólo media barra. Recuerde, cada barra contiene 220 calorías y éstas pueden estar afectando su pérdida de peso. El programa alimenticio de carbohidratos controlados tiene ventajas sobre otras dietas bajas en grasas, ya que usted podrá consumir más calorías y seguir adelgazando. Pero no crea que esto es una licencia para comer en exceso.

➤ Mi hermana y yo estamos haciendo Atkins, pero ella está adelgazando más rápidamente que yo. ¿Cuál será mi problema?

En primer lugar, si usted está haciendo Atkins como lo propone el programa, tenga en cuenta que tal vez no hay ningún problema. Todas las personas responden a Atkins de forma diferente; algunas pierden peso continuamente mientras otras lo hacen por etapas. No se compare con otros ni se preocupe excesivamente por los resultados a corto plazo. Ciertos medicamentos, niveles de actividad, condiciones hormonales y la edad pueden marcar diferencias en el proceso de adelgazamiento. Asegúrese también de que el peso que quiere perder esté dentro de lo posible, ya que Atkins ha sido diseñado para llevarlo a su peso ideal. Para muchas personas esto puede ser más de lo que desearían pesar. Le recomendamos que maneje sus expectativas de un modo real y saludable.

En segundo lugar, recuerde que el éxito en Atkins se mide con algo más que con la báscula. Lea las siguientes preguntas y piense cómo se aplican a su experiencia con el programa:

- ¿Siente más energía y vitalidad durante el día?
- ¿Le queda mejor la ropa?
- ¿Siente menos apetito y ansiedad?
- ¿Han mejorado sus niveles de lípidos en la sangre?
- ¿Está perdiendo peso a un ritmo lento?
- ¿Ha rebajado pulgadas?

Si respondió afirmativamente alguna de las preguntas anteriores, entonces usted tiene el programa apropiado para el resto de su vida. Manténgase en él y haga las modificaciones que le funcionen, mientras avanza y observa cómo mejora su salud.

➤ Edulcorantes

➤ ¿Qué tipo de edulcorantes se recomiendan?

Uno de los objetivos primordiales del Método Nutricional Atkins es estabilizar los niveles de azúcar (glucosa) y de insulina mediante la restricción de carbohidratos. El azúcar es un carbohidrato y por lo tanto está estrictamente limitado, ya que su control reduce las ansias de azúcar. Sin embargo, si persiste el ansia por los dulces, le sugerimos que utilice un sustituto del azúcar. El uso prudente y moderado de los edulcorantes artificiales es generalmente aceptable, pero tenga en cuenta que no todos los sustitutos son iguales. Recomendamos edulcorantes seguros y que no interfieren con la pérdida de peso. Algunas personas experimentan reacciones adversas a ciertos edulcorantes y el riesgo aumenta según la cantidad que se consuma. Cuando se trata de edulcorantes artificiales, cuanto menos se utilicen, mejor.

Nuestro edulcorante favorito es el sucralose, conocido en el mercado como Splenda®. Es un derivado del azúcar, no tiene calorías, contiene menos de un gramo de carbohidratos y no eleva el azúcar en la sangre. Ha sido utilizado en Canadá desde 1991 y sometido a todo tipo de pruebas de seguridad y eficacia. El sucralose es aproximadamente 600 veces más dulce que el azúcar, es inerte en el sistema digestivo y pasa a través de éste sin acumularse en los tejidos. Además, no pierde su dulzura cuando se calienta, así que puede ser utilizado para cocinar y hornear.

La Food and Drug Administration (FDA) aprobó en 1998 la venta de sucralose en los Estados Unidos luego de haber analizado más de cien estudios realizados durante los últimos veinte años.

Si no puede conseguir Splenda, la sacarina es la otra opción. La FDA eliminó recientemente a la sacarina de la lista de cancerígenos, y basó su decisión luego de una completa revisión de literatura médica y de la declaración realizada por el National Institute of Environmental Health Sciences, en la que se determina que "no existe una relación clara entre la sacarina y el cáncer en los seres humanos." Si se consume con moderación—no más de tres sobres diarios—no debería representar ningún problema. El azúcar es mucho más nocivo para la salud que la sacarina, conocida en el mercado como Sweet'N Low®. El acesulfame de potasio o acesulfame K, es otro edulcorante aceptable, casi 200 veces más dulce que el azúcar, y no contiene calorías. Adicionalmente, dicha sustancia pasa por el organismo sin elevar el azúcar en la sangre, ya que no puede ser metabolizada. La FDA ha autorizado el consumo de acesulfame K luego de evaluar numerosos estudios y determinar su seguridad. Se consigue en el mercado con la marca Sunett™.

Le recomendamos abstenerse de edulcorantes naturales como la fructosa, la lactosa y la maltosa.

➤ ¿Qué son los alcoholes de azúcar?

Aunque la mayoría de los carbohidratos—y el azúcar es el mejor ejemplo—son digeridos y transformados en azúcar, otros se comportan de un modo diferente. Algunos son digeridos por el organismo pero no son convertidos en glucosa, mientras que otros carbohidratos como la fibra no son digeridos y pasan por el cuerpo para convertirse en desperdicios. Los azúcares del alcohol como el maltitol, son utilizados con frecuencia como edulcorantes en productos bajos en carbohidratos, ya que tienen un impacto mínimo sobre el azúcar de la sangre.

➤ ¿Qué cantidad de sustituto de azúcar debo utilizar en la cocina?

En términos generales, un sobre de cualquier sustituto de azúcar equivale a dos cucharaditas de azúcar. El Splenda®, una mezcla de sacarosa y maltodextrina viene en sobrecitos y es ideal para endulzar el té o el café descafeinado. También viene en forma granulada en cajas de 3.8 onzas, que equivalen a dos libras de azúcar. Simplemente sustituya el azúcar con Splenda®, cucharada por cucharada o taza por taza en sus recetas favoritas. Recuerde que todos los sustitutos del azúcar contienen 0.9 gramos de carbohidratos y usted debe contarlos como un gramo. Asegúrese de llevar la cuenta de la cantidad que utiliza en las recetas en su cálculo diario de carbohidratos.

➤ **Utilicé un edulcorante artificial en una receta que contenía mezcla para hornear de Atkins y quedó amarga. ¿Qué pasó?**

Algunos edulcorantes artificiales pierden su efecto cuando son sometidos al calor y esto se aplica especialmente para el aspartame. Ensaye con un edulcorante a prueba de calor como el Splenda®.

➤ Administrando el Peso

➤ **Mi peso es normal, pero quiero hacer Atkins por motivos de salud. ¿Puedo restringir los carbohidratos sin adelgazar?**

El Método Nutricional Atkins se recomienda para mucho más que para perder peso. Casi todas las personas verán cómo mejora su salud si restringen los carbohidratos. El americano promedio consume 300 gramos de carbohidratos al día y la mitad de ellos provienen del azúcar. Le diremos cómo adaptar Atkins a sus necesidades. Comience con la fase de Pérdida de Peso Progresiva, en la que además de proteínas, grasas y verduras, usted podrá consumir semillas, frutos secos y bayas. Si ve que está perdiendo peso, consuma alimentos ricos en carbohidratos como ñame (papa dulce), nabos y calabacín. También podrá consumir legumbres como lentejas ó brotes de soya y frutas bajas en ácido glucémico como melón y melocotones. Finalmente, agregue cereales integrales a su dieta. Mientras consume la cantidad usual de proteína, incorpore tantos alimentos como desee (de los mencionados arriba) siempre y cuando mantenga su peso normal. Todas las personas, sin importar lo delgadas que sean, deberían evitar el consumo de carbohidratos vacíos, contenidos en las harinas blancas o en el azúcar refinada y en la mayoría de alimentos empacados o procesados. De igual manera, usted debería complementar su dieta con vitaminas y minerales y hacer ejercicio con regularidad, independientemente de cuál sea su peso.

➤ La Salud Femenina

➤ ¿El Método Nutricional Atkins interfiere con la eficacia de las píldoras anticonceptivas o éstas no me permitirán hacer Atkins exitosamente?

No se ha realizado ninguna investigación que demuestre que algún programa para adelgazar interfiera con la eficacia de los anticonceptivos por vía oral. Sin embargo, como las píldoras anticonceptivas contienen estrógeno, podrían afectar la capacidad de adelgazar con el método Atkins. El estrógeno hace que se acumule más grasa en los tejidos en lugar de ser quemados para obtener energía. Eso incrementa la resistencia a la insulina, dificultando la pérdida de peso. El estrógeno también hace que la tiroides funcione con más lentitud, lo cual es necesario para mantener el metabolismo en un nivel de actividad adecuado. Si no tiene otra opción que tomar píldoras anticonceptivas, debe saber que su límite de carbohidratos puede ser más bajo de lo que sería en otras circunstancias. Eso significa que tendrá que vigilar muy bien los carbohidratos que consume.

➤ ¿Puedo hacer Atkins si padezco de síndrome de ovarios poliquísticos?

El síndrome de ovarios poliquísticos es un desequilibrio hormonal que produce menstruaciones dolorosas e irregulares, infertilidad, aumento de peso, vello corporal excesivo e incluso síntomas de diabetes. Es probable que la producción anormal de insulina y/o la resistencia a ella contribuyan al síndrome de ovarios poliquísticos. Se ha demostrado que un programa alimenticio de carbohidratos controlados ayuda a mantener este síndrome bajo control, a la vez que previene complicaciones a largo plazo.

Glosario

A

Absorción: Proceso por el cual las moléculas alimenticias ingresan a las células luego de la digestión.

Aceite hidrogenado: Producto manufacturado, es una grasa insaturada a la que se le agrega una molécula hidrogenada que hace que el aceite se solidifique a temperatura ambiente. Considerado como una grasa saturada, es utilizado por la industria alimenticia para prolongar la vida de muchos alimentos procesados como el pan tajado, la margarina, las sopas, las papas fritas, las galletas saladas y de dulce, la repostería e incluso de algunas pastas y arroces.

Aceite prensado en frío: Aceite extraído al exprimir la semilla en una prensa. Este método difiere del método químico más usual, donde el calor y el gas hexano se utilizan para la extracción del aceite. El consumo del aceite prensado en frío garantiza que no tiene moléculas de gas hexano, ni ácidos grasos *trans,* de alta toxicidad.

Ácidos grasos: Son ácidos que se originan en grasas como los ácidos oleicos, esteáricos y palmíticos.

Ácidos grasos esenciales: Son ácidos poliinsaturados esenciales en la dieta, también llamados AGEs y que incluyen el linolénico (omega–3) y el linoleico (omega–6). Algunas fuentes de AGEs son las semillas (incluyendo las de linaza), los aceites de cártamo (alazor), de girasol y de maíz, así como los pescados de aguas profundas. Estos ácidos son necesarios para el funcionamiento normal de las glándulas endocrinas, del sistema reproductivo y para disolver los depósitos de colesterol que se encuentran en las paredes de las arterias. Los AGEs juegan un papel importante en el transporte de grasas y en su metabolismo, así como en mantener la integridad y el funcionamiento normal de las membranas celulares. La deficiencia de AGEs produce cambios en las estructuras celulares y en el funcionamiento de las enzimas. Otros síntomas son: cabello débil y opaco, uñas débiles, caspa, alergias, problemas cutáneos y retardo en el crecimiento. La ingestión de suplementos de AGEs ha demostrado ser útil en el tratamiento del colesterol, de los desórdenes neurológicos y de otros problemas médicos. También ayuda a adelgazar.

Ácidos grasos *trans*: También conocidos como grasas *trans*, son grasas químicamente alteradas que el organismo no puede digerir. Algunos ejemplos son el aceite hidrogenado y el parcialmente hidrogenado, fabricados mediante un proceso industrial, así como las grasas sometidas a un calor excesivo durante la cocción de alimentos. Ver "Aceite hidrogenado."

Ácido úrico: Una forma de desperdicio nitrogenado, es un compuesto inodoro que se forma en el cuerpo como resultado del metabolismo de las proteínas. Está presente en la orina humana en pequeñas cantidades. Un alto nivel de este ácido puede derivar en cálculos renales o en gota.

Alcoholes de azúcares: Son disacáridos compuestos de glucosa y fructosa. También llamados polioles, los alcoholes de azúcares son moléculas de esta última sustancia con grupos adheridos de hidróxidos o de alcohol. Los alcoholes de azúcares poseen muchas de las características de los carbohidratos como espesantes y edulcorantes, pero tienen menos calorías y menor impacto en la glucosa sanguínea que el producido por el azúcar.

Alergia a alimentos: Ver "Reacción alérgica."

Almidón: Es un polisacárido de origen vegetal compuesto por miles de pequeñas moléculas de azúcar. Algunas fuentes de almidón son los cereales, las legumbres y tubérculos como papa y remolacha. Los almidones son la base de agentes espesantes en muchos productos como panes, pasteles y pastas.

Alimentos procesados: A diferencia de los alimentos integrales, los procesados pueden contener aditivos tratados para mejorar el aspecto, el sabor o la longevidad del producto. Los nutrientes suelen agregarse para reponer aquéllos que se han perdido durante el procesamiento.

Aminoácidos: Numeroso grupo de sustancias orgánicas que se encuentran al final del metabolismo de las proteínas y que el organismo utiliza para obtener energía. Muchos de los aminoácidos son necesarios para el mantenimiento de la vida.

Aminoácidos esenciales: Son nueve aminoácidos que el organismo no puede sintetizar y que deben ser obtenidos de los alimentos.

Antidepresivos: Sustancias farmacológicas que previenen o alivian los efectos de la depresión.

Antihistamínicos: Medicamentos farmacéuticos de venta libre o agentes naturales que se oponen a la acción de la histamina, sustancia liberada por el organismo en respuesta a una reacción alérgica que dilata los vasos capilares, disminuye la presión sanguínea, aumenta la secreción gástrica y constriñe los tubos bronquiales.

Antioxidantes: Agentes químicos o de otra naturaleza que inhiben o retardan la oxidación, cuyos subproductos pueden causar envejecimiento prematuro, cáncer, enfermedades coronarias, artritis y otras enfermedades. Se sabe que los antioxidantes revierten, previenen o limitan el daño producido por los radicales libres.

Artritis: Condición inflamatoria de las articulaciones que se caracteriza por el dolor, la hinchazón, el calor, el enrojecimiento y la limitación de movimientos. Existen varios tipos de artritis, entre los cuales están la reumatoide y la osteoartritis. Alrededor de 350 millones de personas en el mundo sufren de artritis.

Ateroesclerosis: Es la formación lenta y progresiva de depósitos endurecidos—placas—en las paredes interiores de las arterias, que reducen la entrada de sangre oxigenada y nutrientes al corazón. La placa es un depósito de grasa, colesterol, calcio y otros sedimentos arrastrados por la sangre. La ateroesclerosis también es un subproducto de los malos hábitos alimenticios. Cuando se tiene un alto nivel de colesterol en la sangre, existe mayor posibilidad de que éste sea depositado en las paredes de las arterias. La hipertensión, los altos niveles de insulina, el tabaquismo, la obesidad y la falta de actividad física también aumentan el riesgo de ateroesclerosis, y por lo tanto, de incrementar el deterioro de las arterias del corazón. Algunas investigaciones parecen sugerir que ciertos tipos de bacterias como la *Chlamydia pneumoniae,* contribuyen a contraer las arterias del corazón. La ateroesclerosis también puede presentarse en las arterias que llevan la sangre al cerebro, aumentando así la probabilidad de un infarto.

Azúcar: Disacárido compuesto de glucosa y de fructosa. Es conocido como azúcar de mesa (de remolacha o de caña). El azúcar también se encuentra en muchas frutas, verduras y cereales. Es disuelto por el intestino en glucosa y fructosa.

Azúcar alta en la sangre: Ver "Hiperglicemia."

Azúcar baja en la sangre: Ver "Hipoglicemia."

Azúcar blanca: Es sacarosa en estado puro o azúcar de mesa que se produce disolviendo y concentrando cristales de sacarosa y de dextrosa para que vuelva a cristalizarse.

Azúcar en la sangre: Es el nivel de glucosa detectado en el flujo sanguíneo tal como se determina en los exámenes de sangre. Usualmente, los niveles normales de glucosa están entre 70 y 109 mg/dl.

C

Cafeína: Estimulante natural que se encuentra en muchas bebidas y alimentos, entre ellos el café, el té, las colas y el chocolate. La cafeína puede incrementar el rendimiento de la actividad física ya que estimula la secreción de ácidos grasos, pero también produce pérdida de fluidos. El consumo excesivo de cafeína puede producir dolor de cabeza, temblor, aceleración del pulso y otros efectos poco deseables, así como niveles inestables de azúcar en la sangre que pueden despertar un apetito desmesurado.

Calcio: Mineral esencial en la formación y mantenimiento de huesos y dientes. Es vital para la coagulación de la sangre y para la neurotransmisión. El calcio se puede conseguir en suplementos de varias presentaciones. El hidroxiapatita, el orotato y el citrato son los que mejor se absorben.

Cálculos biliares: Piedras que se forman en la vesícula. Varían de tamaño y pueden ser tan pequeñas como las semillas de un limón. Obstruyen o reducen el flujo de bilis, lo que puede ocasionar enfermedades biliares.

Caloría: Unidad para medir la energía. Se mide en *kilocalorías* (1000 calorías = 1 *kilocaloría*) y se abrevia como *kilocalorías* o *kcal.*

Cáncer: Crecimiento anormal e indiscriminado de células. No se trata de una sola enfermedad, ya que el término abarca más de cien enfermedades diferentes e inconfundibles. El cáncer puede ser benigno (no se extiende a otras partes del cuerpo y no pone en riesgo la vida) o maligno (cuando las células invaden y dañan los tejidos y órganos que encuentra en su camino, pudiendo extenderse a diferentes partes del cuerpo, proceso que se denomina metástasis).

Carbohidratos: Unos de los nutrientes que suministran calorías al organismo. Son sustancias compuestas de carbono, oxígeno e hidrógeno dispuestas como monosacáridos (azúcares simples) o múltiplos de monosacáridos (polisacáridos). Están contenidos en cereales, frutas, verduras, frutos secos y legumbres. Cuando el organismo lo disuelve completamente, un gramo de carbohidratos produce cuatro calorías.

Carbohidratos complejos: Polisacáridos compuestos de cadenas lineales o cíclicas de monosacáridos (azúcares simples).

Carbohidratos netos: Son aquellos carbohidratos que pueden ser digeridos y procesados por el cuerpo como carbohidratos dietarios y que por lo tanto tienen un impacto directo en el azúcar de la sangre. Para calcular los gramos de carbohidratos netos se le restan los gramos de fibra, de glicerina y de alcoholes de azúcar a los gramos totales de carbohidratos. Los carbohidratos netos son los únicos que se deben contar en Atkins.

Carbohidratos refinados: Plantas alimenticias que han sufrido un proceso mediante el cual se les remueven sus partes gruesas. Por ejemplo, cuando el trigo es refinado en harina, se le quitan todos los componentes saludables y ricos en vitaminas o fibra como el salvado, el germen y la cáscara.

Cáscaras de psyllium: Cáscara de una semilla cuya fibra vegetal es soluble y añade masa a la deposición y facilita la regularidad de ésta si se mezcla con una cantidad apropiada de agua. La fibra soluble también ha demostrado ser útil en la reducción de los niveles de colesterol.

Cetoacidosis: Estado en el que hay una acumulación anormal de cetonas, lo que cambia el pH del organismo y lo acidifica. Esto suele sucederles a personas diabéticas o con problemas crónicos de hambre o de alcoholismo, ya que el azúcar de su sangre está descontrolada. La cetoacidosis no debe confundirse con la cetosis, que es la función perfectamente normal mediante la cual se queman grasas para obtener energía.

Cetona: Es un producto natural del metabolismo de las grasas, cuando no existen suficientes carbohidratos como fuente de energía. Para aquellas personas que estén restringiendo el consumo de carbohidratos, la presencia de cetonas en la orina es indicio de que el organismo está quemando grasas para obtener energía, lo que ocasiona la pérdida de peso. También se les llama cuerpos cetónicos.

Cetosis: Abreviación del término "cetosis alimenticia benigna." Es un proceso biológico que ocurre cuando el organismo no recibe la suficiente cantidad de glucosa para obtener energía de los carbohidratos, y pasa a quemar grasa como fuente primaria de energía. Los ácidos grasos son liberados en la corriente sanguínea y convertidos en cetonas, las cuales son utilizadas por los músculos, el cerebro y otros órganos. El exceso de cetonas es excretado en la orina.

Ciclo hormonal: Es un equilibrio hormonal complejo que afecta la menstruación y la ovulación. El hipotálamo, la glándula pituitaria, el estrógeno, la progesterona, la hormona luteinizante y la hormona estimuladora de los folículos son las partes del ciclo hormonal femenino.

Colesterol: También conocido como colesterol sérico, es una sustancia suave y pegajosa presente en todo el organismo, incluyendo el sistema nervioso, la piel, los músculos, el hígado, los intestinos y el corazón. Se obtiene de los alimentos grasos, se fabrica en el hígado y es utilizado en las funciones normales del cuerpo, como en la producción de hormonas, de bilis y de vitamina D. Es transportado a través de la sangre y utilizado por todos los órganos del cuerpo.

Colesterol dietario: En términos químicos, está compuesto por átomos de carbono, hidrógeno y oxígeno distribuidos en anillos. Sólo se encuentra en alimentos de origen animal como la carne, los huevos, los productos lácteos y los mariscos. El colesterol dietario sirve como componente estructural de las membranas celulares y contribuye a otras funciones. Tuvo la mala reputación de elevar los niveles de colesterol en la sangre, hasta que los científicos determinaron que el hígado aporta más colesterol al contenido total del mismo que la dieta alimenticia.

D

Densidad de nutrientes: Es la cantidad de nutrientes que contienen los alimentos en relación con las calorías que suministran. Mientras menos calorías y más nutrientes tenga un alimento, más alta será su densidad nutritiva.

Dieta de carbohidratos controlados: Es un estilo de vida que incluye el consumo limitado de carbohidratos a fin de perder peso y mantenerlo, haciendo énfasis en el consumo de alimentos integrales y ricos en nutrientes.

Diabetes: Desorden que se caracteriza por altos niveles de concentración de azúcar en la sangre (126 mg/dl o más) y la incapacidad del organismo para llevar glucosa a las células.

Diabetes de tipo I: La diabetes dependiente de la insulina es un tipo de diabetes menos común que la de tipo II, en la que no se produce suficiente insulina, necesitando así inyecciones diarias de esta sustancia. No es común que la diabetes de tipo I aparezca en la juventud.

Diabetes de tipo II: También se le conoce como diabetes no dependiente de la insulina, y es la más frecuente. Las células grasas del cuerpo se resisten a la acción de la insulina y son incapaces de quemar el azúcar en la sangre (que proviene de los carbohidratos dietarios), lo que hace que circule una mayor cantidad de azúcar en el torrente sanguíneo.

Digestión: Proceso de disolución de las partículas alimenticias, en moléculas lo suficientemente pequeñas como para ser absorbidas por las células.

Diurético: Cualquier proceso o factor que aumente la excreción de orina. Los medicamentos diuréticos son formulados para el tratamiento de edema (acumulación excesiva de fluidos en los tejidos) que puede ser el resultado de una enfermedad en los riñones, hígado, pulmones o corazón (por ejemplo, insuficiencia cardiaca congestiva). La retención de fluidos también puede ser el resultado de una dieta alta en sal, de un exceso de producción de insulina, de desequilibrios hormonales y de alergias a algún alimento. Los diuréticos también se utilizan en el tratamiento de la hipertensión y de glaucoma y afectan los riñones, modificando la absorción y la secreción de agua y de electrolitos como el sodio y el potasio.

Diverticulosis: Es una condición caracterizada por la formación de pequeñas bolsas (divertículas) en las paredes del intestino grueso. Se denomina diverticulosis a la infección o inflamación de las bolsas. Algunos de los síntomas son el dolor abdominal, náusea, vómito, estreñimiento o diarrea, fiebre y micción frecuente. Si no se les presta la debida atención a los síntomas iniciales, puede presentarse una peritonitis o una perforación del colon. El mejor remedio para evitar la diverticulosis es consumir cantidades adecuadas de fibra y garantizar así la regularidad en la evacuación.

E

Eczema: También conocido como dermatitis atópica, el eczema es una afección crónica de la piel cuyas causas son desconocidas.

Electrolitos: Son sales como el sodio, el calcio, el potasio, el cloro, el magnesio y el bicarbonato que están presentes en la sangre, tejidos y otras células. Los electrolitos contienen varios químicos conductores de la corriente eléctrica. Una cantidad suficiente y balanceada de electrolitos es esencial para el funcionamiento normal del metabolismo. Los diuréticos generan la pérdida de electrolitos, lo que produce calambres en las piernas y otros síntomas.

Enfermedad coronaria: Término general para describir las enfermedades que afectan al corazón o a los vasos sanguíneos, que incluyen las enfermedades de arterias coronarias, arritmia, insuficiencia cardiaca, hipertensión, endocartitis y enfermedades cardiacas congénitas y otras.

Enfermedad cardiaca: También llamada enfermedad de las arterias coronarias. Se presenta cuando las arterias del corazón se obstruyen debido a la acumulación de placas de colesterol, calcio o trauma mecánico. La acumulación de placas produce varios efectos patológicos, en especial una irrigación insuficiente de oxígeno y de nutrientes al miocardio (paredes del corazón). La ateroesclerosis coronaria, un tipo de enfermedad de las arterias coronarias, es la principal causa de mortandad en Occidente.

Enzima: Es una proteína que actúa como catalizador de una reacción biológica.

Estreñimiento: Estado en el que se tiene un movimiento intestinal difícil o esporádico.

Estrógenos: Tipo de hormonas sexuales femeninas, producidas por los ovarios. Alcanzan la madurez sexual durante la pubertad y mantienen las funciones reproductivas.

Excreción: Eliminación de desperdicios metabólicos del organismo.

F

Fibra: Ver "Fibra dietaria."

Fibra dietaria: Recubrimiento de células vegetales y de otros residuos carentes de nutrientes que no son digeridos. Algunas de las fibras más comunes son la celulosa, la pectina, las gomas, las ligninas, las cutinas y los taninos.

Fitonutrientes: Cualquier componente nutritivo y saludable proveniente de las plantas que puede producir beneficios más allá de la simple nutrición. Las vitaminas y los minerales también se encuentran en las plantas en mayor cantidad que los fitonutrientes, aunque éstos suelen tener un efecto más profundo en el metabolismo. Uno de sus beneficios es que ayuda a prevenir el cáncer y otras enfermedades. Los fitonutrientes se encuentran en el alilo (sustancia presente en el ajo), en la cebolla, en el cebollín y en la capsaicina de los chiles.

Fructosa: Es un azúcar simple que se encuentra en las frutas, la miel, el maíz y la savia. Tiene la misma fórmula química que la glucosa y al igual que ésta, puede ser utilizada como fuente de energía o convertida en glucógeno almacenado en el organismo.

G

Glicerina: También conocida como glicerol. Este líquido viscoso es empleado por la industria alimenticia para humedecer, endulzar y mejorar el sabor de los alimentos. La glicerina está catalogada como un carbohidrato, pero no afecta los niveles de azúcar en la sangre de la misma forma en que lo hace el azúcar de caña. En consecuencia, la glicerina puede ser usada como sustituto del azúcar, ya que es 0.6 veces menos dulce que ésta. En términos químicos, la glicerina es una molécula tricarbónica que contiene tres grupos de hidróxidos, siendo uno de los alcoholes más abundantes en el metabolismo humano. También se encuentra en productos animales y vegetales y es la "columna vertebral" de los triglicéridos (grasas) y de los fosfolípidos.

Glucógeno: Un azúcar complejo compuesto de glucosa. Es fabricado y almacenado en el hígado y en los músculos, desde donde es enviado a otras partes del organismo.

Glucólisis: Proceso mediante el cual se obtiene energía al transformar glucosa en ácidos pirúvicos y lácticos.

Glucosa: Modalidad de azúcar simple, también conocida como azúcar sanguínea o dextrosa.

Grasas: Son una forma concentrada de energía esencial para la vida y una de las tres fuentes de macronutrientes que se encuentran en los alimentos. Las grasas protegen o aíslan el cuerpo, asegurando así el mantenimiento del calor. También suministran ácidos grasos y transportan las vitaminas A, D, E y K, que son solubles en las grasas. Cuando éstas son completamente diluidas por el organismo, un gramo de ellas produce 9 calorías aproximadamente. La grasa total es la suma de las grasas saturadas, monoinsaturadas y poliinsaturadas que se encuentran en los alimentos.

Grasas esenciales: Son el tipo de grasas absolutamente necesarias para que el cuerpo funcione debidamente. Los ácidos grasos omega–3 y omega–6 se consideran como grasas esenciales.

Grasas monoinsaturadas: Son ácidos grasos que tienen un solo enlace doble o triple por molécula y que se encuentran en alimentos como la carne de caza, las pecanas (pecans), las castañas (cashews), el maní, el aguacate y los aceites de oliva y de canola.

Grasas parcialmente hidrogenadas: Ver "Aceites hidrogenados."

Grasas poliinsaturadas: Técnicamente, es un tipo de ácidos grasos que tiene más de un enlace doble o triple por molécula. Se encuentran en el pescado, el maíz, las nueces de Castilla (walnuts), las semillas de girasol, los fríjoles de soya y en los aceites de semilla de algodón y de cártamo (alazor).

Grasas saturadas: Es un tipo de ácidos grasos que se encuentra en la carne, la yema de huevo, los productos lácteos, el pescado, así como en los aceites de coco y de palma. Las grasas saturadas generalmente se solidifican a temperatura ambiente.

Gota: Es un tipo de artritis o inflamación de las articulaciones causada por el exceso de ácido úrico en la sangre. Los ataques de gota ocurren repentinamente y se distinguen por una molestia y dolor agudos. Los dedos gordos del pie son unos de los blancos más frecuentes. En el pasado, la gota se asociaba con la obesidad en personas mayores y con la falta de control del apetito, pero actualmente se ha demostrado que cualquier persona puede contraer esta enfermedad. De hecho, es una dolorosa afección que padecen dos millones de americanos. La gota ataca con más frecuencia a los hombres, pero las mujeres se vuelven cada vez más susceptibles a contraer esta enfermedad después de la menopausia.

H

Harinas blancas: Estas harinas se refinan y a veces se blanquean para una mayor suavidad y blancura, y el endosperma de la semilla de trigo se tritura finamente. Durante el proceso se retira el salvado (una fuente de fibra) y el germen.

HDL (lipoproteína de alta densidad): Considerado como el colesterol "bueno," el HDL es una molécula que transporta el colesterol por la sangre. También se encarga de recoger el colesterol y los triglicéridos (grasas) de las células y los vasos sanguíneos y llevarlos al hígado. Los altos niveles de HDL en la sangre se asocian con un menor riesgo de paro cardiaco.

Hiperglicemia: Condición del organismo en la que hay un exceso de glucosa en la sangre. Esto puede producir enfermedades delicadas como la diabetes de tipo II.

Hiperinsulinemia: Condición en la que el páncreas segrega cantidades excesivas de insulina en la sangre, generalmente como un esfuerzo por controlar los altos niveles de azúcar. La hiperinsulinemia está asociada con muchos problemas médicos como el síndrome X o metabólico y con la hipertensión, puede causar diabetes y ser un factor independiente de riesgo de enfermedades del corazón. Algunas de sus manifestaciones son la retención de sodio, el endurecimiento de las paredes arteriales causantes de constreñimiento y también puede producir ciertos tipos de cáncer.

Hiperinsulinismo: Es la reacción corporal a una cantidad excesiva de carbohidratos consumidos, elevando así el nivel de azúcar en la sangre.

Hipertensión: Ver "Presión alta."

Hipoglicemia: Afección en la que el nivel de glucosa en la sangre es más bajo de lo normal. Esta anomalía puede originarse por dos causas: la primera, cuando la glucosa es utilizada muy rápidamente por el organismo y es liberada en el torrente sanguíneo más lentamente de lo necesario; la segunda, cuando una cantidad excesiva de insulina (hormona secretada por el páncreas como reacción a elevados niveles de glucosa en la sangre) es liberada en el torrente sanguíneo. La hipoglicemia es relativamente frecuente en el estado de prediabetes.

Hipotiroidismo: Es la disminución de la actividad de la glándula tiroides, lo que retarda el funcionamiento del organismo, causando así lentitud física y mental, aletargamiento, retención de agua, estreñimiento, depresión, colesterol alto, piel seca, uñas débiles y pérdida de pestañas y de cejas.

Hígado: Órgano glandular de tamaño considerable, localizado en la parte superior de la cavidad abdominal. Secreta bilis y es esencial en los procesos metabólicos.

Hormona productora de grasa: Ver "Insulina."

I

Índice de masa corporal (IMC): Es el peso de una persona con relación a su estatura. El valor está asociado con la grasa corporal y con riesgos para la salud. La fórmula para calcular el IMC es: IMC = (peso en libras, dividido por estatura en pulgadas) x 703. Las fracciones y onzas deben escribirse como valores decimales. La fórmula métrica es: IMC = Peso corporal (kg)/estatura (m)^2. Un IMC que esté entre 19 y 24 es considerado como saludable; entre 25 y 29.9 se considera sobrepeso y una cifra superior a 30 corresponde a obesidad.

Índice glucémico (IG): Es una forma rápida de comprender el impacto relativo que tienen los carbohidratos provenientes de un alimento específico en el azúcar de la sangre, comparado con el efecto que tendría el consumir una cantidad similar de glucosa pura, la cual entra en la corriente sanguínea de manera casi inmediata. En términos generales, cuanto más bajo sea el IG de un alimento, menos glucosa liberará en la corriente sanguínea, y en consecuencia, menos insulina tendrá que producir el páncreas para llevar la glucosa a las células. Mientras menos insulina produzca el páncreas, existen menos posibilidades de que el cuerpo acumule grasas.

Inducción: Es la fase inicial del Método Nutricional Atkins y dura un mínimo de dos semanas. En este período se recomienda que el consumo de carbohidratos no sobrepase los 20 gramos diarios, para que se active la lipólisis/cetosis, en la que el organismo quema su propia grasa para obtener energía. Después de esta fase, se podrán introducir—gradualmente—más carbohidratos y variedad de alimentos, para hacer deliberadamente más lento el ritmo de adelgazamiento.

Infarto: Desorden que sucede cuando se interrumpe la irrigación de sangre a cualquier parte del cerebro, el cual requiere casi el 20 por ciento de la circulación sanguínea del organismo. Una interrupción del flujo sanguíneo, por breve que sea, puede causar daños en el funcionamiento del cerebro. Los síntomas varían según el área afectada y suelen incluir problemas como alteración de la visión o del habla, reducción en la motricidad, sensibilidad en algunas partes del cuerpo o cambios en el nivel de conciencia. Si la sangre deja de irrigar el cerebro por unos segundos, las células cerebrales de esa área quedarán destruidas y se producirá un daño permanente o incluso la muerte.

Insulina: Es una hormona natural segregada por el páncreas que ayuda a transportar la glucosa a las células de los músculos y a otros tejidos, donde es almacenada para ser utilizada como energía. También es conocida por ser la hormona productora de grasa.

Intolerancia a los alimentos: Reacción adversa a los alimentos que no están relacionados con el sistema inmunológico y que por lo tanto es menos grave que una alergia alimenticia. La intolerancia a la lactosa (azúcares de la leche que se encuentran en los productos lácteos), es una de las más frecuentes y se produce por la incapacidad del organismo para digerirla.

L

Lactosa: Disacárido compuesto de glucosa y de galactosa, conocida comúnmente como el azúcar de la leche.

LDL (lipoproteína de baja densidad): El LDL es una molécula que transporta el colesterol y los triglicéridos a la sangre, del hígado a las células. Un alto nivel de LDL se asocia con un alto riesgo de paro cardiaco, ya que indica que la sangre contiene mucho colesterol, sustancia responsable de obstruir las arterias. Aunque por mucho tiempo fue considerado como un colesterol "malo," recientes investigaciones indican que algunas partículas del LDL protegen el corazón.

Levantamiento de pesas: También llamado entrenamiento de resistencia, consiste en el uso de pesas o máquinas que desarrollan la fortaleza muscular y generan mayor capacidad de resistencia del organismo. Cualquier persona puede utilizar su cuerpo para hacer estos ejercicios. Algunos de ellos son las sentadillas, las flexiones y los abdominales.

Lipólisis: Es el proceso natural de la combustión de grasas para obtener energía. Las grasas pueden provenir de los alimentos o del propio cuerpo.

Lípidos: Grupo de compuestos orgánicos entre los que se encuentran las grasas y los aceites. Algunas sustancias grasosas en la sangre son el colesterol, los ácidos grasos libres y los triglicéridos.

M

Maltitol: Este alcohol de azúcar es utilizado por los fabricantes de alimentos para reemplazar carbohidratos como la sacarosa. A diferencia de la sacarosa, que tiene 4 calorías por gramo, el maltitol sólo tiene 2.1 calorías por gramo. Además, no eleva la glucosa de la sangre como lo hace la sacarosa.

Mantenimiento de por Vida: Es la fase final del Método Nutricional Atkins, en la que se ha alcanzado el peso ideal. Se logra una vez que cada persona haya establecido su propio Nivel Crítico de Carbohidratos de Mantenimiento (NCCM).

Metabolismo: Proceso mediante el cual los alimentos son transformados en elementos básicos que pueden ser utilizados por el organismo para obtener energía y para el crecimiento. El metabolismo incluye todas las reacciones mediante las cuales el organismo obtiene y gasta todas las calorías que recibe de los alimentos.

Minerales: Son compuestos nutritivos que contienen alguna sustancia inorgánica como un metal o algún otro elemento que forme parte de la corteza terrestre. El cloruro de sodio (sal de mesa), por ejemplo, es un compuesto de sodio y cloro. Los minerales juegan un papel fundamental en la regulación de muchas funciones corporales.

N

Nivel Crítico de Carbohidratos de Mantenimiento (NCCM): Es el número de carbohidratos netos que usted debe consumir para no ganar ni perder peso.

O

Obesidad: Aumento anormal en la proporción de células grasas (comparada con la masa corporal magra) en los tejidos del cuerpo. Se considera que un individuo es obeso cuando su peso es superior en un 20 por ciento (25 por ciento en las mujeres) con respecto al peso máximo ideal para su estatura. Se considera que una obesidad es patológica cuando el exceso de peso comienza a interferir con funciones vitales como la respiración. La obesidad aumenta el riesgo de enfermedad y muerte derivadas de diabetes, infarto, afecciones en las arterias coronarias y desórdenes renales y biliares. Mientras más obesa sea la persona, más alto será el riesgo de contraer dichas enfermedades. Cada vez se le atribuye una mayor incidencia a la obesidad en algunos tipos de cáncer.

Osteoporosis: Enfermedad del sistema óseo que aumenta el riesgo de fractura de los huesos. Un hueso sano y fuerte está compuesto de proteína, colágeno y calcio. La osteoporosis se caracteriza por el agotamiento de las reservas de calcio y proteína, lo que deriva en huesos débiles y de menor densidad.

P

Pérdida de Peso Progresiva: En el Método Nutricional Atkins, es la fase alimenticia que le sigue a la Inducción, la cual es una fase más estricta. En la Pérdida de Peso Progresiva, las personas que hagan Atkins podrán consumir la mayor variedad de carbohidratos que les permita seguir adelgazando.

Perfil de lípidos sanguíneos: Es el resultado de los exámenes de sangre que hayan mostrado los niveles totales de colesterol, triglicéridos y de varias lipoproteínas. Se debe guardar ayuno desde la noche anterior para una mayor precisión en los resultados de este examen. También se le conoce como perfil de lipoproteínas.

Potasio: Este mineral es necesario para la formación de los músculos, el crecimiento normal y la formación de glucógenos, a la vez que ayuda a sintetizar los aminoácidos en proteínas y en el metabolismo de los carbohidratos. El salmón, el bacalao, el rodaballo (flounder) y las sardinas son ricos en potasio. Otros tipos de carnes también contienen este mineral, al igual que vegetales como el brócoli, las arvejas, los fríjoles blancos, el tomate, la papa (especialmente la cáscara) y las hortalizas de hojas verdes como la espinaca, la lechuga y el perejil. Algunas frutas ricas en potasio son las manzanas, los platanos, los albaricoques (especialmente cuando están secos) y las cítricas.

Premantenimiento: Es la tercera fase del Método Nutricional Atkins, cuando restan menos de 10 libras por perder. En esta fase, el consumo de carbohidratos se incrementa hasta el punto de hacer deliberadamente lenta la pérdida de peso. Cuando la persona alcanza el peso deseado, avanza a la fase de Mantenimiento de por Vida.

Presión sanguínea: Es la fuerza infligida contra los vasos sanguíneos, a fin de irrigar sangre al corazón y de volverla a extraer. Cada vez que el corazón se contrae o late (sístole) aumenta la presión sanguínea. Cuando el corazón se relaja entre un latido y otro (diástole) la presión disminuye. La presión sanguínea puede oscilar considerablemente dependiendo de factores como la dieta y el estrés. En términos generales, los valores sistólicos adecuados son aquellos que están por debajo de 120 y los diastólicos aquellos inferiores a 88, que en este caso se expresaría como 120 sobre 80.

Presión sanguínea alta: También se le conoce como hipertensión. Representa la resistencia que se produce cada vez que el corazón late e irriga sangre a través de las arterias. El número mayor, resultante de la presión ejercida por esta contracción es la presión sistólica. El corazón se relaja entre un latido y otro y la presión sanguínea disminuye. El número menor indica la presión diastólica. La presión sanguínea alta o elevada es uno de los mayores factores de riesgo de ataque cardiaco o de infarto. Se estima que el 24 por ciento de los americanos en edad adulta (alrededor de 43 millones) tienen la presión alta.

Proteínas: Grupo de compuestos orgánicos producidos por la cadena de los aminoácidos. Las proteínas, necesarias para el crecimiento y la reparación de todos los tejidos humanos, están compuestas de 22 aminoácidos aproximadamente. El organismo produce 13 de ellos y los otros 9, llamados aminoácidos esenciales, deben ser obtenidos de la dieta alimenticia. Las proteínas suministran energía y calor y son necesarias para producir hormonas, anticuerpos y enzimas. También contribuyen a mantener el equilibrio de ácido/básico en el organismo.

Punto muerto: Cuando se habla de pérdida de peso, es un punto en donde se deja de progresar, a pesar de que se cumpla adecuadamente con el programa. Esta pausa puede deberse a varias razones. Por ejemplo, en un programa de carbohidratos controlados se puede llegar a un punto muerto porque se está tomando un medicamento nuevo, por una enfermedad, por estrés o por realizar poca actividad física. Sin embargo, quienes sigan cumpliendo con el programa volverán a adelgazar.

Q

Química sanguínea: Es el cálculo de varias sustancias, entre las cuales figuran los electrolitos, las proteínas y la glucosa, así como el número de glóbulos sanguíneos que hay por cada milímetro cúbico de sangre. El examen completo de sangre es uno de los más frecuentes y efectivo para evaluar el estado de salud de un individuo.

R

Reacción alérgica (alergia): Condición causada por la reacción del sistema inmunológico a aquello que identifica como un cuerpo extraño.

Relación HDL/LDL: Es la relación o proporción de niveles HDL ("buenos") de colesterol con respecto a los LDL ("malos") que se encuentran en la sangre.

Resistencia a la insulina: Es la sensibilidad reducida que presenta el organismo al efecto que tiene la insulina en el azúcar de la sangre. Cuando una persona consume continuamente una gran cantidad de carbohidratos se produce una respuesta proporcional en el flujo de la insulina. Con el paso del tiempo, los receptores se vuelven menos sensibles y pierden la capacidad de transportar el exceso de glucosa. Esto produce una acumulación de grasas, resistencia a la insulina y, en última instancia, diabetes de tipo II.

Resistencia metabólica: Estado en el que es muy difícil perder peso, a pesar de que haya una restricción en el consumo de alimentos.

Riesgo cardiaco: Probabilidad de contraer una enfermedad del corazón. Los niveles totales de colesterol, triglicéridos, HDL y LDL se calculan para establecer si la probabilidad de riesgo es alta o baja. Algunos de los factores de riesgo son el tabaquismo, la obesidad, la diabetes, el estrés, la inactividad física, la edad avanzada y los antecedentes familiares.

Riñones: Son dos órganos que regulan la química sanguínea y que se encargan de eliminar agua y desperdicios metabólicos del cuerpo.

S

Sacarosa: Ver "Azúcar."

Síndrome de ovarios poliquísticos (SPO): Complejo desorden endocrinológico asociado a un desequilibrio hormonal y a la incapacidad a largo plazo de ovular. Se caracteriza por la formación de quistes en los ovarios, consecuencia directa de la incapacidad que tienen éstos para desechar sus huevos. En la mayoría de los casos, los ovarios aumentan de tamaño. Es una de las causas más frecuentes de infertilidad femenina. Este desorden afecta al 22 por ciento de las mujeres durante la edad fértil, aunque sólo el 10 por ciento desarrolla algún tipo de síntoma.

Sucralose: Edulcorante artificial que es 600 veces más dulce que el azúcar. No contiene ninguna caloría por gramo.

T

Tensión arterial diastólica: Es el punto de menor tensión arterial, cuando el corazón se dilata entre un latido y otro. Es el número más bajo de la lectura de la tensión arterial, expresado como la parte inferior o el denominador de la fracción. Cuando usted dice que su tensión arterial es de 110 sobre 70, ésta última cifra corresponde a la tensión diastólica.

Tensión arterial sistólica: Es la tensión arterial más alta, que ocurre durante la contracción del ventrículo derecho. Corresponde al número mayor en la lectura de la tensión arterial, expresado como la cifra superior o numerador de la fracción. Por ejemplo, si su tensión es de 110 sobre 70, 110 corresponde a la tensión sistólica.

Termogénesis: Proceso para generar calor, especialmente en el cuerpo.

Tiras de prueba de la lipólisis: Son tiras de papel químicamente tratadas, que proporcionan una lectura cuando se exponen a la orina. Si la cetona está presente en la orina debido a que el organismo no puede disolver completamente los ácidos grasos y los aminoácidos, las tiras cambiarán de color, indicando que hay cetosis. Esto sucede cuando las cetonas se forman luego de seguir una dieta baja en carbohidratos, lo que permite que tanto las grasas como las proteínas se oxiden—es decir, se quemen—para obtener energía.

Triglicéridos: Es la forma más usual de grasas en la alimentación y la principal modalidad en que el cuerpo las almacena. Los niveles de suero de los triglicéridos indican qué cantidad de grasa está circulando o taponando las arterias. Se considera como saludable un nivel inferior a los 150 miligramos por decilitro (mg/dl).

V

Ventaja metabólica: Beneficio que se obtiene cuando el metabolismo deja de quemar glucosa y empieza a quemar grasas, permitiendo así el consumo de una mayor cantidad de calorías en relación con cualquier otro programa para la reducción de peso.

Vesícula: Órgano hueco y en forma de pera localizado debajo del hígado. Almacena y concentra la bilis, la cual emulsifica la grasa.

Vitaminas: Nutrientes orgánicos (a diferencia de los minerales que son inorgánicos), esenciales para las funciones fisiológicas y metabólicas del cuerpo humano. La mayoría de las vitaminas no pueden ser sintetizadas por el organismo y deben ser ingeridas en los alimentos y por medio de suplementos.

Estudios Investigativos

Investigaciones que Comprueban la Pérdida de Peso con una Dieta Baja en Carbohidratos

Las prácticas nutricionales de carbohidratos controlados están siendo más estudiadas que nunca, en relación con su eficacia y seguridad a largo plazo, así como en conexión con una variedad de asuntos relacionados con la salud y las enfermedades. Ciertos estudios se concentran específicamente en las consecuencias de seguir el Método Nutricional Atkins, mientras que otros se enfocan en programas similares de carbohidratos controlados. Los seis estudios que mencionamos a continuación son algunos de los últimos que fueron publicados o presentados cuando este libro se imprimió. Usted también podrá encontrar una bibliografía completa de estudios publicados en la sección "La Ciencia Detrás de Atkins" de nuestro sitio en Internet www.atkins.com.

Brehm, B.J., Seeley, R.J., Daniels, S.R., et.al., "A Randomized Trial Comparing a Very Low–Carbohydrate Diet and a Calorie–Restricted Low–Fat Diet on Body Weight and Cardiovascular Risk Factors in Healthy Women," *The Journal of Clinical Endocrinology and Metabolism,* 88 (4), 2003, páginas 1617–1623.

Foster, G.D., Wyatt, H.R., Hill, J.O., et al., "A Randomized Trial of a Low–Carbohydrate Diet for Obesity," *The New England Journal of Medicine,* 348 (21), 2003, páginas 2082–2090.

Hickey J, Hickey L, Heritage Medical Center Partners, Hilton Head, S.C., Hepburn, J., Yancy, W, Westman, E.C., Duke University, Durhman, N. C., "Treating the Metabolic Syndrome with Carbohydrate Restriction." Estudio presentado en Nutrition Week 2003, American Society of Parental and Enteral Nutrition.

Sondike, S.B., Copperman, N., Jacobson, M.S., "Effects of a Low–Carbohydrate Diet on Weight Loss and Cardiovascular Risk Factor in Overweight Adolescents," *The Journal of Pediatrics,* 142(3), 2003, páginas 253–258.

Samaha, F., Iqbal, N., Seshadri, P., Chicano, K.L., Daily, D.A., McGrory, J., Williams, T., Williams, M., Gracely, E.J., and Stern, L., "A Low–Carbohydrate as Compared with a Low–Fat Diet in Severe Obesity," *The New England Journal of Medicine.* 348 (21), 2003, páginas 2074–2081.

Scheett, T., Franco, R., Gomez, A., Kraemer, W., Sharman, M., Volek, J., et al., "Comparison Between Ketogenic and Low–Fat Diets on High–Sensitivity C–Reactive Protein and Inflammatory Cytokines in Normal–Weight Women" *FASEB Journal,* marzo, 2003, Vol. 17, Estudio No. 698.5.